Elaine Gottschall

# Morbus Crohn und Colitis ulcerosa: Endlich neue Chancen durch reizarme Ernährung

## Über die Autorin:

Elaine Gottschall, B.A., M.Sc., bestand 1973 ihren Bachelor in Biologie am Montclair State College in New Jersey mit magna cum laude. Im selben Jahr wechselte sie zur Fakultät für Ernährungswissenschaften in Rutgers, New Jersey, einer Hochschule für Aufbaustudien.
1975 zog Frau Gottschall nach Kanada und begann ihre Arbeit an der Fakultät für Zellbiologie der University of Western Ontario. Vier Jahre lang erforschte sie die Wirkung verschiedener Zucker auf den Verdauungstrakt, vor allem in Hinblick auf die Zellfunktionen. 1979 erhielt sie ihren Master in Naturwissenschaften. Ergebnisse ihrer Forschung sind in der Zeitschrift »Acta Anatomica 123:178« (1985) veröffentlicht.
Im darauf folgenden Jahr trat sie in die Fakultät für Anatomie der University of Western Ontario ein. Sie untersuchte die Veränderungen an der Darmwand, die infolge von entzündlichen Darmerkrankungen auftreten. Ihr Hauptinteresse gilt der Wirkung von Nahrung auf die Funktionsfähigkeit des Verdauungstrakts und auf das Verhalten des Menschen.

## Fachlicher Beirat:

Dr. Dieter Schwab, Internist, ist tätig in der Med. Klinik I mit Poliklinik Universität Nürnberg–Erlangen (Direktor: Prof. Dr. E. G. Hahn). Er arbeitet in der Sprechstunde für chronisch endzündliche Darmerkrankungen und ist ärztlicher Leiter des Ernährungs–Teams. Sein Spezialgebiet ist die Ernährungstherapie bei entzündlichen Darmerkrankungen.

Elaine Gottschall

# Morbus Crohn und Colitis ulcerosa: Endlich neue Chancen durch reizarme Ernährung

Aus dem Englischen von Erik Freedman
Fachlicher Beirat für die deutsche Übersetzung:
Dr. med. Dieter Schwab

Überarbeitete Neuauflage 2004

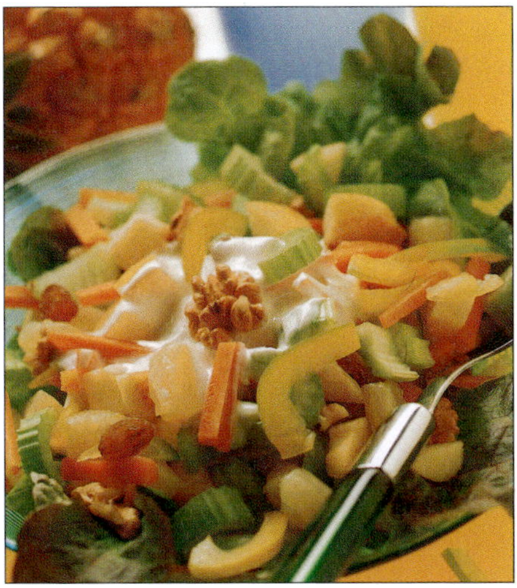

TRIAS

*Bibliografische Information der Deutschen Bibliothek*
Die Deutsche Bibliothek verzeichnet diese Publikation in der Deutschen Nationalbibliografie; detaillierte bibliografische Daten sind im Internet über http://dnb.ddb.de abrufbar.

**Leserservice**

Wenn Sie Fragen oder Anregungen zu diesem Buch haben, schreiben Sie uns an:
TRIAS Verlag in MVS Medizinverlage Stuttgart
Postfach 30 05 04
D-70445 Stuttgart
Oder besuchen Sie uns im Internet unter:
http://www.medizinverlage.de

Umschlaggestaltung und Innenlayout:
Cyclus · Visuelle Kommunikation, Stuttgart
Alle Fotos von Friedhelm Volk, Stuttgart
Aus dem Englischen von Erik Freedman
Projektleitung: Sibylle Duelli
Außenlektorat: Berliner Buchwerkstatt,
Ivana Jokl/Vera Olbricht
Deutsche Übersetzung unter fachlicher Bearbeitung von Dr. Dieter Schwab, Erlangen
Layout: Berliner Buchwerkstatt,
Britta Dieterle/Ulrike Sindlinger
Druck: Westermann Druck, Zwickau

Titel der Originalausgabe:
Breaking the Vicious Cycle
2nd Edition, by Elaine Gottschall
Originally published by The Kirkton Press, Baltimore/Ontario, Canada


ISBN 3-8304-3266-6 1 2 3 4 5 6

**Wichtiger Hinweis:**
Wie jede Wissenschaft ist die Medizin ständigen Entwicklungen unterworfen, Forschung und klinische Erfahrung erweitern unsere Erkenntnisse, insbesondere was Behandlung und medikamentöse Therapie anbelangt. Soweit in diesem Werk eine Dosierung oder eine Applikation erwähnt wird, darf der Leser zwar darauf vertrauen, dass Autoren, Herausgeber und Verlag große Sorgfalt darauf verwandt haben, dass diese Angabe **dem Wissensstand bei Fertigstellung des Werkes** entspricht.
Für Angaben über Dosierungsanweisungen und Applikationsformen kann vom Verlag jedoch keine Gewähr übernommen werden.
**Jeder Benutzer ist angehalten,** durch sorgfältige Prüfung der Beipackzettel der verwendeten Präparate und gegebenenfalls nach Konsultation eines Spezialisten festzustellen, ob die dort gegebene Empfehlung für Dosierungen oder die Beachtung von Kontraindikationen gegenüber der Angabe in diesem Buch abweicht. Eine solche Prüfung ist besonders wichtig bei selten verwendeten Präparaten oder solchen, die neu auf den Markt gebracht worden sind. **Jede Dosierung oder Anwendung erfolgt auf eigene Gefahr des Benutzers.** Autoren und Verlag appellieren an jeden Benutzer, ihm etwa auffallende Ungenauigkeiten dem Verlag mitzuteilen.

## Danksagung

Während der Entstehung dieses Buches erhielt ich von vielen Menschen moralische, geistige und emotionale Unterstützung. Besonders folgenden Menschen gilt mein Dank und meine tiefste Anerkennung: Dr. Donald B. McMillan für seine Zeit, sein Fachwissen, seine Unterstützung und Freundschaft; Patricia Wilson für ihre Freundschaft und die Erstellung der Abbildungen; Diane Jewkes für ihre Geduld und ihre Fachkenntnis bei der Überarbeitung des Manuskripts; Sue Brown, Callie Cesarini, Marge Moulton, Debbie Newsted und Jane Sexsmith für ihre gute Laune und Mithilfe bei den zahlreichen Überarbeitungen; Valerie Tabone und Sandra Rule von der Abteilung für graphische Dienste (University of Western Ontario) für ihre Mitarbeit und Fachkenntnis beim Setzen und Layout des Manuskripts; meinem Mann, Herbert, für seine unendliche Geduld, moralische Unterstützung und sein unaufhaltsames Anspornen, dieses Buch zu schreiben; meiner Tochter, Judith Lynn Herod, und ihrer Freundin Tad Crohn für ihre großartige erste Bearbeitung; meiner Tochter, Joan Beth Gottschall, für ihre andauernde Ermutigung.

## Wichtige Hinweise für den Leser

Die Ernährungsvorschläge in diesem Buch haben sich bei den Menschen, die sie befolgt haben, als erfolgreich erwiesen.

Die Autorin weist darauf hin, dass die Behandlung einer Erkrankung und die Genesung durch eine Diät nur unter Aufsicht eines qualifizierten Arztes erfolgen kann. Sie sollten keine Eigendiagnose stellen und sich nicht selbst behandeln. Konsultieren Sie Ihren Arzt, bevor Sie mit der hier vorgeschlagenen Therapie beginnen. Ergänzen Sie die Informationen dieses Buches durch Gespräche mit einem Ernährungsexperten.

Die Autorin und der Verlag übernehmen keine medizinische oder gesetzliche Haftung für die Verwendung oder falsche Anwendung der in diesem Buch enthaltenen Informationen und Therapieverfahren.

Der Fortschritt der Wissenschaft impliziert nicht nur die Anhäufung von Wissen, sondern auch dessen Ordnung und Verknüpfung; dies erfordert die regelmäßige Erfindung neuer Synthesen, die Koordination vorhandener Kenntnisse und das Aufstellen neuer Hypothesen, mit deren Hilfe wir uns dem Unbekannten nähern können.

George Sarton, Einleitung zu »History of Science«,
(Geschichte der Wissenschaft)

## Widmung

Dieses Buch ist der Erinnerung an Dr. Sidney Valentine Haas gewidmet, der mir als Erster die Notwendigkeit vor Augen führte, die Wirkung von Nahrung auf den Körper zu verstehen.

## Rezepte

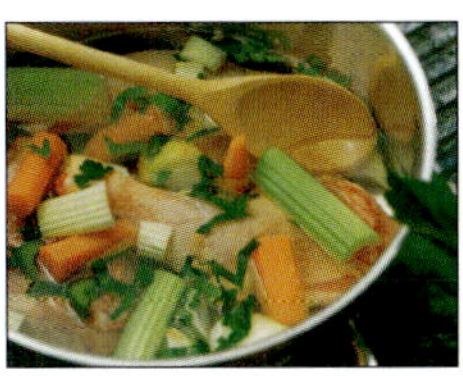

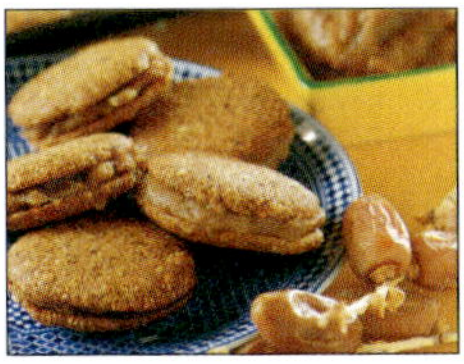



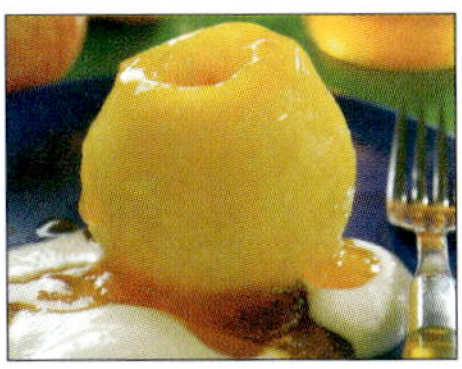

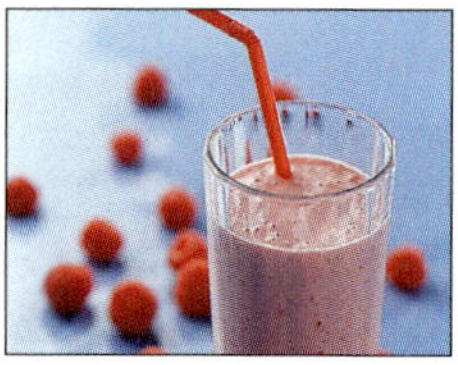

# Einleitung

## Einige Worte vorab

Das vorliegende Buch erfreut sich in den USA einer außerordentlichen Popularität. Es trifft auf das Bedürfnis vieler an chronischen Darmerkrankungen leidenden Menschen, den Krankheitsverlauf durch eine Diät positiv zu beeinflussen. Darüber hinaus nährt es den Wunschtraum, von einer solchen Erkrankung geheilt zu werden. Ob sich der Gesundheitszustand durch die »Spezielle Kohlenhydratdiät« tatsächlich bessert, muss der Einzelne für sich selbst herausfinden. Eine vollständige Heilung von chronisch entzündlichen Darmerkrankungen oder Sprue ist dadurch leider nicht möglich.

Ich habe der Bitte des Verlags entsprochen, die Übersetzung des vorliegenden Textes medizinisch zu begleiten, da es einige Hinweise dafür gibt, dass kohlenhydratarme Kost den Verlauf von Morbus Crohn vielleicht doch günstig beeinflussen könnte.

Die Autorin, Frau Elaine Gottschall, hat mit viel Mühe unzählige Daten gesammelt und daraus ein Ernährungskonzept für Patienten mit chronisch entzündlichen Darmerkrankungen entwickelt. Ihre diesbezüglichen Überlegungen stimmen zum Teil mit den bestehenden medizinischen Vorstellungen überein, bergen aber auch manchmal Fehlinterpretationen in sich.

Dieses Vorwort soll dem Buch eine medizinische Sichtweise zur Seite stellen und Möglichkeiten und Grenzen der vorgestellten Diät beschreiben. In diesem Zusammenhang möchte ich außerdem darauf hinweisen, dass Essen Genuss und Lebensqualität bedeutet, für manche aber auch Therapie. Ein ernährungstherapeutischer Ansatz lebt von der Vereinbarkeit beider Elemente.

# Kohlenhydrate und Krankheit

## Morbus Crohn

### Grundlagen

Eine ganze Reihe von Untersuchungen zeigt, dass Patienten mit M. Crohn und Colitis ulcerosa mehr raffinierte Kohlenhydrate und weniger Ballaststoffe zu sich nehmen als gesunde Menschen. Insbesondere vor einem akuten Schub scheint die Aufnahme von Kohlenhydraten – besonders von Saccharose – deutlich vermehrt zu sein, während der Konsum von Fructose (vornehmlich aus Obst) offenbar deutlich reduziert ist.

Diese Beobachtung kann auf verschiedene Weise interpretiert werden. Man könnte von Ursache und Wirkung ausgehen oder aber den umgekehrten Fall annehmen: Die vermehrte Entzündung könnte die Neigung bestärken, eine große Menge Kohlenhydrate aufzunehmen.

### Therapie

Der ursächliche Zusammenhang zwischen der Aufnahme von Kohlenhydraten und Krankheitsaktivität kann nur durch Studien bewiesen werden, in deren Rahmen der Effekt einer kohlenhydratarmen Diät untersucht wird. Die Ergebnisse der bisher durchgeführten Studien waren enttäuschend, d.h. kohlenhydratarme Kost blieb meist wirkungslos. Allerdings konnte in einer 1996 veröffentlichten Arbeit gezeigt werden, dass einige Patienten die Diät nach kurzer Zeit aufgaben und die Wirkung somit nicht genau nachgewiesen werden konnte. Der Teil der an M. Crohn erkrankten Patienten, der sich tatsächlich kohlenhydratarm (weniger als 84 g pro Tag) ernährte, musste deutlich seltener einen akuten Schub erfahren; aufgrund dieser Beobachtung sollten Patienten mit M. Crohn über den Vorzug einer kohlenhydratarmen Kost informiert werden. Für Colitis ulcerosa fehlen entsprechende Daten.

### Wirkungsweise

Bedeutung und Wirkungsweise der kohlenhydratarmen Kost für den Verlauf von M. Crohn liegen im Dunkeln. Die von der Autorin aufgeführten Begründungen beruhen zum Teil auf lästigen, aber nicht bedrohlichen Unverträglichkeiten. Die Fragen, ob und wie Kohlenhydrate chronisch entzündliche Veränderungen der Darmschleimhaut beeinflussen, können zum gegenwärtigen Zeitpunkt nur spekulativ beantwortet werden und bedürfen weiterer intensiver wissenschaftlicher Untersuchungen.

### Ernährungstherapie bei Morbus Crohn

Während die Effektivität der Speziellen Kohlenhydratdiät noch nachgewiesen werden muss, besteht an der entzündungshemmenden Wirkung der Ernährungstherapie (Formuladiät) kein Zweifel: Über 600 Patienten mit akutem M. Crohn wurden im Rahmen von Studien weltweit mit dieser Therapie behandelt. Zwar ist Kortison der Ernährungstherapie überlegen, doch wenn Patienten die »Astronautenkost« konsequent einnehmen, ist diese fast ebenso effektiv.

Eingesetzt wurde die Ernährungstherapie im akuten Schub, sie hat sich jedoch auch im so genannten kortisonabhängigen Verlauf oder während Schwangerschaften als erfolgreich erwiesen. Wirkungslos zeigte sich die Therapie allerdings bei Colitis ulcerosa.

Wenn also Patienten mit M. Crohn die Erkrankung durch eine Änderung der Ernährung günstig beeinflussen wollen, kann die Ernährungstherapie einen wichtigen Beitrag leisten.

## Zöliakie

### Krankheitsentstehung

Bei der Zöliakie handelt es sich um eine Überempfindlichkeitsreaktion der Dünndarmschleimhaut gegenüber Gluten. Gluten stellt den überwiegenden Teil des in Weizen, aber auch in Roggen und Gerste vorhandenen Eiweißes dar. Der für die Immunreaktion entscheidende Glutenanteil ist das $\alpha$-Gliadin (Alpha-Gliadin); dieses kommt nicht in Mais, Reis, Buchweizen und Hirse vor. Die Verwendung von Hafer ist umstritten, doch gibt es jüngst veröffentlichte Daten, die die Unbedenklichkeit von Hafer bei Sprue untermauern.

### Diät

Die von der Autorin empfohlene Diät geht weit über die Vorgaben der Diät bei Zöliakie und Sprue hinaus. So sind für Spruepatienten wichtige »Ausweich-Mehle«, wie Kartoffelstärke, Reis, Mais sowie Amaranth und Quinoa, in der beschriebenen Diät nicht erlaubt; dies ist aus medizinischer Sicht sicherlich nicht erforderlich. Ob die Diät bei »therapierefraktärer Sprue« (gleichbleibende Beschwerden trotz Verzicht auf Gliadin) wirksam ist, muss erst noch gezeigt werden. Die aufgeführten Rezepte können allerdings den Speiseplan von Spruepatienten erheblich bereichern und somit einen Beitrag zur gliadinfreien Ernährung leisten.

## Möglichkeiten und Grenzen der Speziellen Kohlenhydratdiät

So sehr ein an M. Crohn oder Colitis ulcerosa erkrankter Patient sich das auch wünschen mag – auf die Heilung einer chronisch entzündlichen Darmerkrankung durch eine spezielle kohlenhydratarme Diät, wie sie von der Autorin beschrieben wird, darf nicht gehofft werden. Weder M. Crohn noch Colitis ulcerosa sind heilbar (Letztere nur durch eine komplette Entfernung des Dickdarms); auch ist die Wirksamkeit der in diesem Buch vorgestellten Diät nicht wissenschaftlich belegt.

Die beschriebene Diät ersetzt keine medikamentöse Therapie. Da es sich jedoch um eine kohlenhydratarme Kostform handelt, kann die »Spezielle Kohlenhydratdiät« einem Teil der Patienten mit M. Crohn vielleicht einen entzündungsärmeren Krankheitsverlauf und somit eine Linderung der Beschwerden ermöglichen. Eine derartige Diät kann aber nur Teil eines Behandlungskonzeptes sein, zu dem ein vertrauensvolles Arzt-Patienten-Verhältnis gehört.

Dr. D. Schwab, Erlangen im Mai 2001

## Kapitel 1

# Vergangenheit und Gegenwart

1951 veröffentlichten Dr. Sidney V. Haas und Dr. Merrill P. Haas nach langjähriger klinischer Erfahrung ein Buch mit dem Titel »Management of Celiac Disease«. Es richtete sich an Mediziner und dokumentierte die Erfahrungen der beiden Ärzte mit der Behandlung und Heilung von Zöliakie und zystischer Pankreasfibrose in hunderten von Fällen (Haas 1951). Ihr diätetischer Behandlungsansatz bediente sich einer ausgewogenen Ernährung, bei der vor allem zwischen erlaubten und unerlaubten Zucker- und Stärkearten unterschieden wurde. Patienten, die diese Spezielle Kohlenhydratdiät mindestens ein Jahr lang befolgten, konnten anschließend mit einer normalen Ernährung vollständig und dauerhaft symptomfrei leben.

1958 brachten wir unsere achtjährige Tochter zu den Ärzten Haas. Drei Jahre zuvor war ihr von Spezialisten eine unheilbare Colitis ulcerosa diagnostiziert worden, und seither verschlechterte sich ihr Zustand stetig. Die jahrelange Behandlung mit Kortikosteroiden (Kortison) und Sulfonamiden war ebenso wie unzählige andere medizinische Therapien erfolglos geblieben, und eine Operation schien notwendig. Die Ärzte Haas verordneten die Spezifische Kohlenhydratdiät, und innerhalb von zwei Jahren war unsere Tochter symptomfrei. Einige Jahre später wurde sie wieder auf normale Ernährung umgestellt und erfreut sich heute, seit mehr als zwanzig Jahren, bester Gesundheit.[1]

Viele Studenten, Freunde und andere Patienten, die ich in meiner Praxis behandelte und die ebenfalls an Colitis ulcerosa, Morbus Crohn, Zöliakie (nicht durch eine glutenfreie Ernährung heilbar), Divertikulitis und an anderen Arten chronischer Diarrhö (Durchfall) litten, befolgten die von Haas vorgeschlagene Diät und sind jetzt größtenteils von ihren jeweiligen Leiden befreit. Die deutlichsten und schnellsten Genesungen stellten sich allerdings bei Säuglingen und Kleinkindern mit schwerer Verstopfung ein,

---

Diese und alle weiteren Fußnoten entstanden durch die Bearbeitung der deutschen Übersetzung und sind nicht in der Originalausgabe vorhanden. Sie stammen von Dr. Dieter Schwab.

[1] Die von der Autorin geschilderte Konstellation entspricht nicht einem typischen Krankheitsverlauf einer Colitis ulcerosa oder einer Zöliakie bei ihrer Tochter. Möglicherweise handelte es sich tatsächlich um eine allergische Darmerkrankung mit Reaktion auf Mehle, die durch die genannte Diät erfolgreich behandelt wurde.

sowie bei Kindern, die neben den Darmproblemen auch starke Verhaltensstörungen aufwiesen. Diese umfassten eine häufig von heftigen und langwierigen nächtlichen Angstzuständen begleitete Hypo- oder Hyperaktivität. Häufig klärten sich die Verhaltensstörungen und nächtlichen Angstzustände bereits zehn Tage nach Beginn der Speziellen Kohlenhydratdiät. In diesem Zusammenhang ist es interessant anzumerken, dass die »Schizophrenia Association of Great Britain« im Juni 1985 ein Forschungsprojekt ins Leben rief, um die Studien von Dr. F. C. Dohans hinsichtlich eines möglichen Zusammenhangs zwischen Zöliakie und Schizophrenie zu untersuchen. Die Grundlage dieses Projektes war eine strenge Ernährung, die eng mit der Speziellen Kohlenhydratdiät verwandt war und kein Getreide, keine Milch und keinen Zucker enthielt (Dohan 1966 u. 1978).[2]

In den 60er- und 70er-Jahren befassten sich weltweit zahlreiche Wissenschaftler mit der Untersuchung von Darmerkrankungen. Eine synthetische Diät (chemische Nährstoffe, die in Laboratorien produziert werden) wurde zusammengestellt, die großen Erfolg bei der Behandlung aller Verdauungs- und Darmprobleme versprach. Probleme wie die schlechte Aufnahme (Malabsorption) von Nährstoffen bei der zystischen Pankreasfibrose, Diarrhö oder während der Chemotherapie konnten mit dieser Diät, Elementardiät genannt, behandelt werden (Worthen 1979 u. Russel 1981). Als die Elementardiät auch bei Patienten mit Morbus Crohn angewandt wurde, zeigten sich sehr gute Erfolge: Die Symptome verschwanden, und Kinder mit Wachstumsstörungen legten wieder an Gewicht und Größe zu (Morin 1980). Außerdem nahm der Kochsalzgehalt im Schweiß (die Höhe des Kochsalzgehalts entspricht dem Ausmaß der Erkrankung) von Kindern mit zystischer Pankreasfibrose erheblich ab (Sandberg 1974). In den 70er- und frühen 80er-Jahren erschienen über 600 wissenschaftliche Veröffentlichungen in medizinischen Zeitschriften, die über den Erfolg der Elementardiät bei Malabsorption und vielen Darmleiden berichteten. Da die Diät synthetisch hergestellt und über eine Magensonde verabreicht wird, kann sie allerdings nicht über längere Zeit durchgeführt werden. Sechs bis acht Wochen nach Absetzen lassen die Fortschritte allmählich wieder nach und die Symptome kehren für gewöhnlich zurück.[3]

---

[2] Nach dem derzeitigen Kenntnisstand der Wissenschaft hat die Ernährung – abgesehen von bestimmten Mangelerscheinungen – für die Behandlung von psychiatrischen Erkrankungen keinen Stellenwert.

[3] Das Wiederauftreten eines aktiven Morbus Crohn ist nach der Behandlung mit Kortisonpräparaten und einer Elementardiät gleich häufig.

Die Kohlenhydrate in der Speziellen Kohlenhydratdiät bestehen hauptsächlich aus Einfachzucker (Monosaccharide), die in Obst, Honig, speziell zubereitetem Joghurt und bestimmten Gemüsesorten vorkommen. Ein Monosaccharid erfordert im Gegensatz zu einem Disaccharid (Zweifachzucker), wie z.B. Saccharose (Haushaltszucker), oder einem Polysaccharid (Vielfachzucker), wie Stärke, keine weitere Aufspaltung, um verdaut zu werden; er wird direkt im Dünndarm resorbiert.

## Diätetische Kohlenhydrate

Jeder Kreis stellt ein Einfachzuckermolekül dar.

**Darstellung 1: Diätetische Kohlenhydrate**

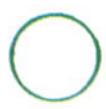

**1. Monosaccharid**

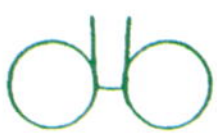

**2. Disaccharid**

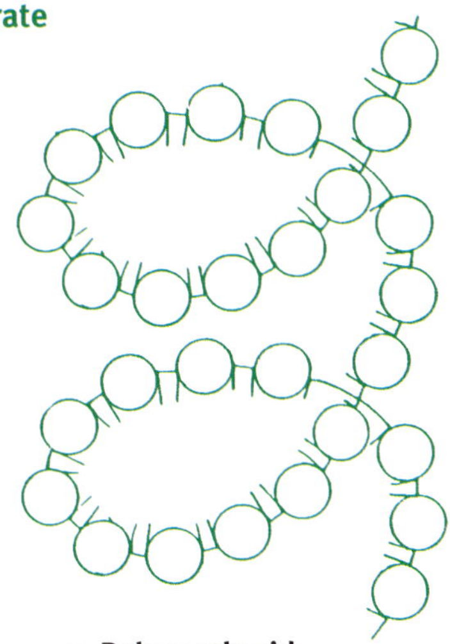

**3. Polysaccharid**

Wenn Sie sich für die Spezielle Kohlenhydratdiät entscheiden, müssen Sie nicht auf Genuss verzichten. Viele der köstlichen Rezepte in diesem Buch könnten genauso gut in einem Feinschmeckerkochbuch stehen. Die Tatsache, dass die Rezepte so ansprechend sind, widerspricht in keinster Weise der zugrunde liegenden wissenschaftlichen Argumentation, denn die in den Rezepten angegebenen Kohlenhydrate sind biochemisch korrekt. Die Diät ist sehr nahrhaft und ausgewogen, ausgesprochen verträglich und meist sehr wirksam bei der Behandlung vieler schleppender und ärgerlicher Darm- und Verdauungsprobleme.

## Kapitel 2

# Wissenschaftliche Beweise für die förderliche Wirkung einer Diät

Die qualvollen und schwächenden Darmerkrankungen, die wir heutzutage kennen, gibt es schon seit mehreren Jahrhunderten. Über die Jahre änderten sich zwar die Begriffe, mit denen Symptome wie Durchfall, Blähungen, Gewichtsverlust, vermehrte Schleimproduktion, Darmkrämpfe, Blutverlust und Verstopfung bezeichnet wurden, sowie die Methoden der Diagnosestellung und Behandlung der Krankheiten. Doch blieb die Meinung erhalten, dass die Ernährung sowohl bei den Ursachen wie auch bei der Behandlung der Krankheit eine entscheidende Rolle spiele.

Die medizinische Literatur ist reich an Berichten, in denen die förderliche Wirkung einer Ernährungsumstellung auf Darmkrankheiten beschrieben wird. Bereits im Jahre 300 n. Chr. beschrieb ein römischer Arzt sehr detailliert eine Durchfallerkrankung, vermutlich Zöliakie, und behauptete, dass diese durch eine Fastenkur und die Einnahme des Saftes der »Plantane«, einer Frucht aus der Bananenfamilie, geheilt werden könne (Haas 1951). Prince Charles, Anwärter auf den englischen Thron 1745, soll selbst an Colitis ulcerosa gelitten und sich mittels einer milchfreien Ernährung geheilt haben (de Dombal 1968).

Im frühen 20. Jahrhundert brachten zahlreiche Ärzte neue Einblicke in unser Verständnis über die Wirkung von Lebensmitteln auf Darmprobleme. Der Arzt Dr. Christian Herter, Professor an der Columbia University, beobachtete, dass an Durchfall und Schwäche leidende Kinder Proteine gut, Fette nur mäßig und Kohlenhydrate (Zucker und Stärke) schlecht vertrugen. Wie er feststellte, führte die Einnahme einiger Kohlenhydrate häufig zum Wiederauftreten der Diarrhö (Herter 1908/1910). Ungefähr zur selben Zeit machte Dr. Samuel Gee, ein weiterer weltbekannter Kinderarzt, diverse Entdeckungen auf dem Gebiet der Ernährung, die bis heute von modernen Forschern nur wenig Beachtung gefunden haben. Seiner Ansicht nach konnten Patienten mit Darmkrankheiten nur mithilfe einer Diät geheilt werden (Gee 1888). Milch hielt er für die am wenigsten geeignete Nahrung bei Darmproblemen, und sehr stärkehaltige Lebensmittel, wie z. B. Reis, Mais, Kartoffeln und Getreide, sollten ebenfalls vermieden werden. Sein Leitsatz lautete, dass alles, was der Patient nicht verdauen könne, Schaden anrichte. Daher sollten Patienten mit Darmkrankheiten nur leicht verdauliche Nahrungsmittel (insbesondere Kohlenhydrate) zu sich nehmen, sodass der Verdauungsprozess der Resorption der Kohlenhydrate nicht im Weg steht. Im Gegensatz zur weit verbreiteten Meinung verursachen unverdaute – und somit nicht resorbierte – Kohlenhydrate beim Durchlaufen des Dünn- und Dickdarms Probleme.

Auch Untersuchungen neueren Datums belegen die These, dass der Verlauf von Darmerkrankungen durch eine Änderung der Kohlenhydratzufuhr positiv beeinflusst werden könne. So reagierten Patienten mit zystischer Fibrose erstaunlich gut auf das Vermeiden bestimmter Kohlenhydrate, vor allem von raffiniertem Zucker (Saccharose), Milchzucker (Laktose) und Stärke (Cozzetto 1963, Jones 1964, Donaldson 1973, Sandberg 1974).[4]

Immer wieder wurde bei Patienten mit Colitis ulcerosa, Morbus Crohn und anderen Darmerkrankungen, die als funktionelle Diarrhö bezeichnet werden, Laktose mit einer Verschlechterung des Befindens in Verbindung gebracht (Struthers 1965, Wright 1965, Cady 1967, Kirschner 1981). Es stellte sich heraus, dass eine laktosefreie Ernährung zu einer bemerkenswerten gesundheitlichen Verbesserung führte (Truelove 1961, McMichael 1965, Chalfin 1967, Gudmand-Hoyer 1970, Tandon 1971).[5]

Zwei Artikel in der medizinischen Literatur aus den 80er-Jahren berichten über die positive Wirkung einer Diät bei Darmerkrankungen. Der erste Artikel beschreibt die Ergebnisse von Dr. von Brandes und Dr. Lorenz-Meyer aus Marburg, die bei 20 Patienten mit Morbus Crohn erhebliche Fortschritte erzielten, indem sie Lebensmittel und Getränke, die raffinierte Kohlenhydrate (hauptsächlich Saccharose und Stärke) enthielten, wegließen (von Brandes 1981). Bei der zweiten Studie mit 20 Morbus-Crohn-Patienten führte eine Ernährung ohne Getreide- und Milchprodukte zu einer anhaltenden Verbesserung. Das ließ den Schluss zu, dass die Ernährungs-

---

[4] Bei der zystischen Fibrose handelt es sich um eine Multisystemerkrankung, die in erster Linie die Lunge, aber auch die Bauchspeicheldrüse und die Gallenwege betrifft. Tatsächlich kann eine Ernährungstherapie den Verlauf der Erkrankung günstig beeinflussen, allerdings durch vermehrte Kalorienzufuhr, vorzugsweise durch vermehrten Fettkonsum unter Verwendung von mittelkettigen Fettsäuren (MCT), weniger durch Kohlenhydrate.

[5] Eine Reihe von Untersuchungen hat gezeigt, dass eine Laktoseunverträglichkeit bei Patienten mit Colitis ulcerosa oder Morbus Crohn nicht häufiger vorliegt als bei Menschen ohne Darmerkrankung.

umstellung eine langfristige, wirksame Therapie bei der Behandlung von Morbus Crohn darstellen könnte (Alun Jones 1985).

Ein kürzlich erschienenes Lehrbuch, das sich mit entzündlichen Darmerkrankungen befasst, beschreibt die Ergebnisse von 20 weltweit durchgeführten Studien über die Essgewohnheiten von Patienten mit Colitis ulcerosa und Morbus Crohn vor dem Auftreten der Symptome. Bei den Colitis-ulcerosa-Patienten zeigte sich ein hoher Konsum an Brot und Kartoffeln in Verbindung mit einer großen Menge von raffiniertem Zucker (Saccharose). In einer Studie über den Speiseplan von 124 Colitis-ulcerosa-Patienten gelangte man zu der Annahme, dass Brot den Erkrankungsverlauf negativ beeinflusse (Heaton 1990). 17 weitere in dem Lehrbuch aufgeführte Studien zeigten, dass Crohn-Patienten mehr Rohrzucker zu sich nahmen als Menschen, die nicht an dieser Erkrankung litten (20 bis 220 Prozent). Der Autor des Berichts stellte fest: »Die Folgerichtigkeit dieser Entdeckung ist erstaunlich, wenn man die Vielfältigkeit der Länder und der angewandten Methoden zur Ausführung der Studien bedenkt.«

Somit war für Dr. Heaton die Beziehung zwischen Morbus Crohn und einer zuckerreichen Ernährung zweifelsfrei bewiesen, und er merkte an, dass dies – abgesehen vom Rauchen – der deutlichste Hinweis für eine von außen induzierte Krankheit sei (Heaton 1990).

Dr. Claude Morin vom Sainte-Justine-Krankenhaus in Quebec berichtete von seinen Ergebnissen bei der Behandlung von vier Kindern, die schon lange an Morbus Crohn litten. Als Dr. Morin den Kindern über die Magensonde eine synthetische Elementardiät verabreichte, die als Hauptkohlenhydrat Glukose enthielt, zeigten sich starkes Körperwachstum und Gewichtszunahme sowie ein Abklingen der Symptome (Morin 1980). Im Unterschied zu Saccharose, Laktose und Stärke muss Glukose nicht verdaut werden. Sie wird im Dünndarm resorbiert und gelangt in den Blutkreislauf. Folglich können Menschen mit Verdauungsstörungen die in der synthetischen Elementardiät enthaltene Glukose sowie die in Früchten und Honig vorkommende Glukose verwerten.

Dr. Jan Van Eys vom Krebszentrum der University of Texas bestätigte dieses Prinzip; seiner Aussage zufolge könne die Magen-Darm-Schleimhaut von Kindern durch eine Diarrhö besonders leicht geschädigt werden, was eine Disaccharidunverträglichkeit zur Folge habe. Die Entwicklung disaccharidfreier Nahrungsmittel und Elementardiäten half den Ärzten, den Patienten ohne weitere Therapiemaßnahmen eine Genesung zu ermöglichen (Van Eys 1977). Im Bericht Dr. Van Eys' finden sich keine Angaben darüber, was zu einer Unverträglichkeit von Disacchariden führen kann und welcher Zusammenhang zwischen Diarrhö und der Verdauung von Disacchariden besteht. Doch unlängst entdeckte Dr. J. Ranier Poley von der Eastern Virginia Medical School eine Verbindung zwischen Diarrhö und der Unfähigkeit, Stärke und Disaccharide zu verdauen. Seine mikroskopischen Untersuchungen der Darmschleimhaut von Patienten mit verschiedenen Durchfallbeschwerden belegen, dass die meisten dieser Patienten aufgrund der übermäßigen Schleimproduktion von Darmzellen keine Disaccharide verdauen können. Offenbar wird der Kontakt zwischen den Disacchariden und den Verdauungsenzymen der resorbierenden Zellen durch eine ungewöhnlich dicke Schicht Oberflächenschleim verhindert. Folglich kann der Organismus Zucker nicht aufspalten und aufnehmen, sodass ihm Energie fehlt. Dieses Phänomen tritt insbesondere bei Patienten mit Zöliakie (Glutenunverträglichkeit), Sojaeiweiß- und Milcheiweißunverträglichkeit, ausgeprägtem Durchfall im Säuglingsalter, chronischen Durchfällen im Kindesalter, parasitären Infektionen des Darms, zystischer Pankreasfibrose oder Morbus Crohn auf (Poley 1984). Die Ursachen für eine übermäßige Schleimproduktion werden in Kapitel 3 behandelt.

In Kapitel 5 wird näher darauf eingegangen, warum einige Kohlenhydrate nicht resorbiert werden und im Darmtrakt verbleiben. Die im Darm befindlichen Mikroorganismen (Hefen und Bakterien) verwerten diese Kohlenhydrate zur Energiebeschaffung und zur Vermehrung (Salyers 1979). Auch können die Kohlenhydrate von Bakterien so verändert werden, dass sie die Darmschleimhaut schädigen, die dann mit einer übermäßigen Schleimentwicklung reagiert und die Ereigniskette einer Darmerkrankung auslöst.

Oft ist es schwer, die Ursache dieser Ereigniskette herauszufinden. Bereits 1922 warnte Dr. Robert McCarrison in einer Rede über »Faulty Food in Relation to Gastrointestinal Disorders« seine Fachkollegen vor der zunehmenden Häufigkeit von Darmproblemen. Er bat sie zu bedenken, dass Bakterien – die meist für Darmerkrankungen verantwortlich gemacht werden – eine Lebensgrundlage benötigten, und Nahrung »oft erst den Nährboden für bakteriellen Wachstum liefert«. (McCarrison 1922)

## Darstellung 2: Ereigniskette

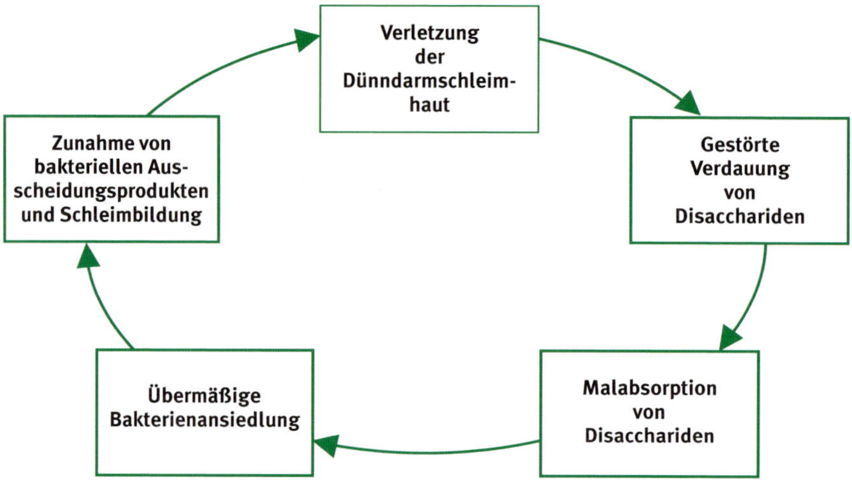


Bei einigen Erkrankungen können Kohlenhydrate, für die zahlreiche Verdauungsprozesse erforderlich sind, einen schlecht funktionierenden Darm überfordern. Das Verbleiben von Kohlenhydraten im Darm unterstützt ein übermäßiges Wachstum von Hefen und Bakterien und löst somit die Ereigniskette aus oder erhält sie zumindest aufrecht.

Das Ziel der Speziellen Kohlenhydratdiät besteht darin, den Mikroorganismen des Darms die für eine Vermehrung benötigte Nahrung zu nehmen. Ein Mensch mit Darmproblemen kann mithilfe »vorverdauter« Kohlenhydrate optimal ernährt werden, ohne die mikrobische Darmpopulation zum Wachstum anzuregen.

## Kapitel 3

# Einblick in die Welt der Darmbakterien

**»Die zwei riskantesten Dinge, die ein Astronaut bei langen Flügen mit in die Raumkapsel nimmt, sind sein Gehirn und seine Darmflora.« (Bengson 1979)**

**»Ein Mensch ist das, was seine Bakterien aus ihm machen.« (Kopeloff 1930)**

Ärzte und Forscher sind sich im Allgemeinen darüber einig, dass das Gleichgewicht zwischen den einzelnen Arten von Mikroorganismen bei manchen Darmbeschwerden und chronischen Darmerkrankungen gestört ist.[6] Es ist daher wichtig, ein Verständnis von den Bewohnern der uns nicht sichtbaren Welt des Darms zu bekommen.

Vor der Geburt ist der menschliche Darm frei von Bakterien (Haenel 1970, Shahani 1980). Danach wird er jedoch schon bald von Mikroorganismen bevölkert, deren Art von der verabreichten Milch und anderen äußeren Einflüssen abhängen. Mikroorganismen gelangen durch das Einatmen oder durch Hautkontakt in den Körper. Bei gestillten Säuglingen ist zunächst zu 99 Prozent nur eine Art von Bakterien im Darm vorhanden (Haenel 1970). Mit der Einführung anderer Lebensmittel kommt eine größere Vielfalt hinzu.

Studien haben ergeben, dass sich mehr als 400 Bakterienarten im Dickdarm eines erwachsenen Menschen befinden (Moore 1975). Der Magen und der Großteil des Dünndarms beherbergen für gewöhnlich nur eine kleine Menge der Mikroorganismen, allerdings nimmt die Zahl der Mikroorganismen im unteren Teil des Dünndarms (Ileum) aufgrund der Nähe zum Dickdarm zu (Simon 1981).

---

[6] Die Wechselwirkung zwischen Bakterien und Darmschleimhaut bei chronisch entzündlichen Darmerkrankungen ist Gegenstand intensiver Forschung; deren genaue Bedeutung ist allerdings noch nicht bekannt.

### Darstellung 3: Der Darmtrakt

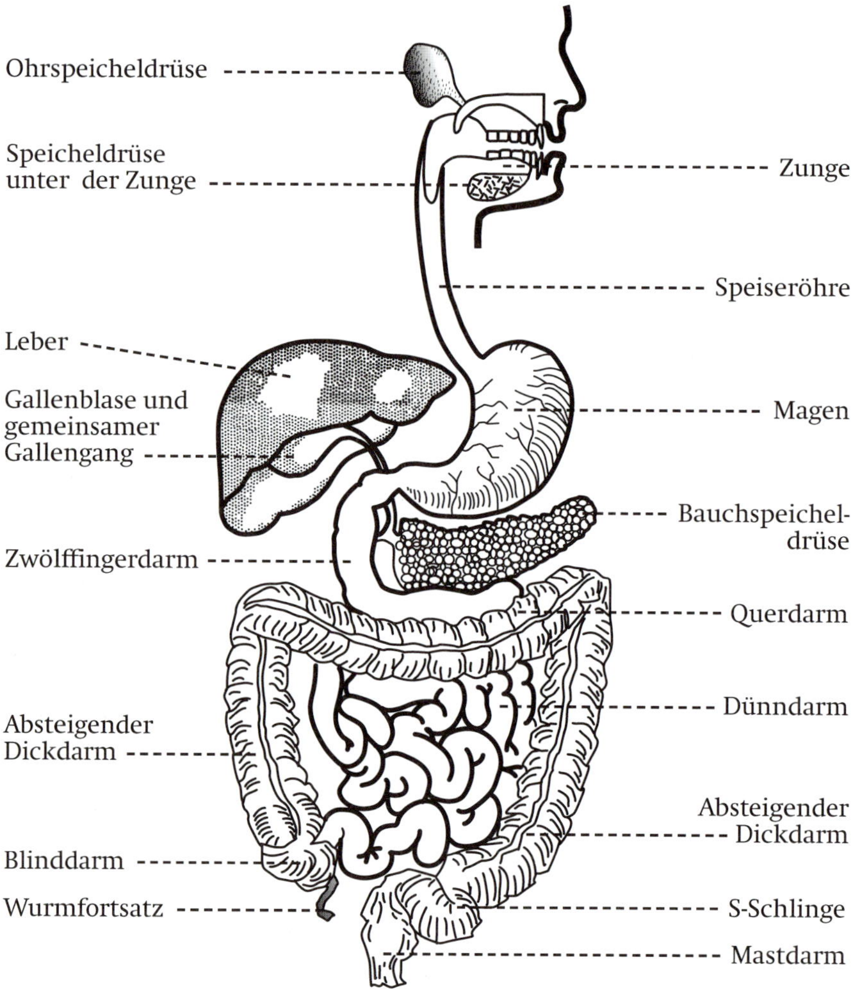


In einem gesunden Darm leben die Mikroorganismen im Gleichgewicht. Der Überschuss einer Art kann aufgrund der Aktivitäten anderer Arten nicht entstehen; diese Konkurrenz zwischen den Mikroorganismen verhindert, dass eine Bakterienart den Organismus mit seinen Nebenprodukten und Giftstoffen überhäuft. Viele eingedrungene Mikroorganismen werden durch die Muskelkontraktionen des Darmtrakts (Peristaltik) wieder hinaustransportiert, und die Magensäure, in der Mikroorganismen normalerweise nicht überleben können, hält die bakterielle Besiedlung des Magens und Dünndarms gering.

Dennoch kann es aus verschiedenen Gründen zu einem übermäßigen bakteriellen Wachstum im Magen und im Dünndarm kommen. Einige der Gründe dafür sind:

1. Die Beeinträchtigung des Säuregehalts im Magen durch die kontinuierliche Einnahme von Antazida (Medikamente zur Neutralisation der Magensäure).
2. Eine altersbedingte Abnahme der Magensäure (Feibusch 1982).
3. Unterernährung oder schlechte Ernährung und die daraus folgende Schwächung des Immunsystems (Gracey 1981, McEvoy 1983).
4. Eine Antibiotikatherapie, die eine Veränderung der Darmbesiedlung bewirken kann. Ein Mikroorganismus, der sich für gewöhnlich im Darm befindet ohne Schaden anzurichten, kann infolge einer Therapie mit Antibiotika verschiedene Veränderungen durchlaufen (Dubos 1962).

Wenn das normale Gleichgewicht des Dickdarms gestört ist, können die in ihm lebenden Mikroorganismen in den Dünndarm und den Magen gelangen, die Verdauung beeinträchtigen, dem Organismus Nährstoffe entziehen und den Darmtrakt mit ihren Abfallprodukten belasten (Haenel 1970). Auch wird bei einem übermäßigen bakteriellen Wachstum im Dünndarm das Vitamin $B_{12}$ schlechter resorbiert (Donaldson 1964, King 1979).

Seit langer Zeit ist bekannt, dass Bakterien und Hefen Darmkrankheiten verursachen oder diese verschlimmern können. Bereits 1904 wies eine Untersuchung des Stuhls von Kindern, die angeblich an Zöliakie erkrankt waren, eine ungewöhnlich hohe Menge an Gärungsbakterien (»Kohlenhydratfresser«) und Fäulnisbakterien (»Proteinfresser«) auf, die sich offenbar schädlich auf den Krankheitsverlauf auswirkten. Die untersuchenden Ärzte vermuteten, dass bei Zöliakie die normale Regulation bakteriellen Wachstums gestört sei (Haas 1951).

Die ersten Wissenschaftler, die sich mit Colitis ulcerosa beschäftigten, hielten Bakterien für die Ursache der Erkrankung. Zwischen 1906 und 1924 gab es zahlreiche Forscher, die verschiedene Bakterienarten isolierten und diese oder deren Produkte in Versuchstiere injizierten. Sie glaubten zu beobachten, dass die Tiere daraufhin an Colitis ulcerosa erkrankten (Flexner 1906, Morgan 1907, Bassler 1922, Bargen 1924). Als Dr. B.B. Crohn 1932 in einem Vortrag von einer neuen Darmerkrankung berichtete, die er »regionäre Ileitis« nannte (heute als Morbus Crohn bekannt), gingen einige Ärzte davon aus, dass Mikroorganismen die Krankheit verursachten (Crohn 1932).

Seit den 20er-Jahren wird die Rolle der Mikroorganismen und ihrer Abfallprodukte untersucht, um der Ursache für die verschiedenen entzündlichen Darmkrankheiten auf die Spur zu kommen (Menon 1930, Bargen 1931, Hurst 1931, Felsen 1953, Takeuchi 1968, Staley 1970, DuPont 1971). Oft schien es Hinweise für bestimmte Bakterien als Krankheitsauslöser zu geben, doch wurde die Forschungsarbeit schließlich aus Mangel an Beweisen eingestellt. Eines der Probleme beim Versuch, die ursächlichen Bakterien genau zu bestimmen, war die häufig wechselhafte Zusammensetzung der Darmflora und die Schwierigkeit ihrer genauen Identifizierung im Labor.

Während dieser frühen Forschungsjahre stellte Dr. Ilya Metchnikoff die These auf, dass die Bakterien im Darm Gifte produzieren, die in den Blutkreislauf gelangen. Metchnikoff hielt diese Gifte für die Ursache vieler Beschwerden und nannte den krankheitsauslösenden Prozess »Autointoxication« (Metchnikoff 1908). Im Unterschied zu anderen Forschern, die nach dem für Darmerkrankungen verantwortlichen Mikroorganismus suchten, ging Metchnikoff die Sache anders an. Er war der Ansicht, dass schädliche Mikroorganismen keine Bedrohung darstellen, solange die Darmflora in einem gesunden Gleichgewicht gehalten werde (McCarrison 1922).[7]

Er hielt den Verzehr von Dickmilch für sinnvoll, da er annahm, dass die in der Dickmilch enthaltenen Bakterien die Darmbakterien daran hindern, schädliche Gifte zu produzieren. Seine Vorschläge wurden zwar nicht überall, aber doch von einigen hervorragenden Gastroenterologen und Wissenschaftlern anerkannt. Dr. Donaldson schrieb 1964 zum Thema Bakterien und Darmerkrankungen, dass das Konzept der »Autointoxication« von Metchnikoff in mancherlei Hinsicht wieder berücksichtigt werden müsse (Donaldson 1964).

Noch heute folgen Wissenschaftler Metchnikoffs Thesen und erforschen die potenziellen Vorteile von Dickmilch. Es wird untersucht, ob sich die zur Fermentation von Milch benutzten Bakterien tatsächlich im Darm ansiedeln, wenn ja wie lange und welche der Dickmilchbakterien Toxine an-

---

[7] Die These der Autointoxikation ist überholt, aber dennoch weit verbreitet. Die Konsequenz ist häufig ein Missbrauch von Abführmitteln, der zu einer Reihe von gesundheitlichen Schäden führt.

derer Bakterien neutralisieren können (Robins-Browne 1981). Weiterhin wird der Frage nachgegangen, ob sich die zur Herstellung von Dickmilch verwendeten Bakterien oder die Dickmilch selbst vorteilhaft auswirken (Kolars 1984).

In den 80er-Jahren wurde in zahlreichen Artikeln die Vermutung ausgesprochen, dass bestimmte Toxine die Darmzellen verletzen und damit eine Reihe von Durchfallerkrankungen auslösen. Einige der Toxin produzierenden Bakterien waren bis dahin nicht als krankheitsverursachend bekannt (Gracey 1981). Obwohl hinreichende Beweise fehlen, um chronische Darmerkrankungen jeweils einem bestimmten Mikroorganismus zuzuordnen, ist man sich im Allgemeinen über eine Beteiligung der Darmbakterien einig. Es besteht die Annahme, dass Bakterien erst dann krankheitsauslösend seien, wenn sie sich an die Darmwand anheften (Taylor 1976, Arbuthnott 1979).

Bei den uns bekannten Darmkrankheiten verändern sich bestimmte Mikroorganismen in ihrer Anzahl, in ihrer Art oder in beidem. Die Peristaltik der Darmmuskulatur reicht nicht aus, um unerwünschte Bakterien zu entfernen. Eine einfache Vorgehensweise, unerwünschte Darmbakterien unschädlich zu machen, wäre die Anwendung von Antibiotika. Diese häufig angewendete Therapiemethode ist bei den meisten chronischen Darmerkrankungen jedoch nur begrenzt erfolgreich (Necheles 1965, Sandine 1972, Johnson 1974, George 1979, Willoughby 1982, Ziv 1983, Low-Beer 1971, Keusch 1976, Toffler 1978, Sakurai 1979, Boriello 1980, Fournier, Friedman 1980, Saginur 1980, Thomson 1981, Weidema 1980, Coleman 1981, Lishman 1981). Andere Medikamente, die zur Behandlung von Darmkrankheiten eingesetzt werden, wie z.B. Kortison, weisen bei längerer Anwendung Nebenwirkungen auf.[8]

Eine unerwünschte Darmflora kann in ihrem Wachstum gebremst werden, wenn ihre Energiezufuhr durch eine Diät beeinflusst wird. Die meisten Mikroorganismen beziehen ihre Energie aus Kohlenhydraten (Salyers 1979), und die Spezielle Kohlenhydratdiät grenzt die Verfügbarkeit dieser Kohlenhydrate stark ein. Indem man den Mikroorganismen ihre Energiequelle nimmt, vermindert man nach und nach ihre Anzahl und somit auch ihre Abfallprodukte.

---

[8] Kortisonpräparate haben keine hemmende Wirkung auf Bakterien; sie unterdrücken die (überschießende) Immunantwort gegen Erreger.

## Kapitel 4

# Den Teufelskreis durchbrechen

Von allen Nährstoffen haben Kohlenhydrate den größten Einfluss auf die Zusammensetzung der Darmflora. Durch die Fermentation (durch Bakterien induzierte chemische Umwandlung) der im Darmtrakt übrig gebliebenen Kohlenhydrate erhalten die Mikroorganismen die nötige Energie für ihren Lebenserhalt und ihr Wachstum (Stephen 1985).

Der Fermentationsprozess soll im Folgenden dargestellt werden:

**Darstellung 4: Fermentation im Darm**

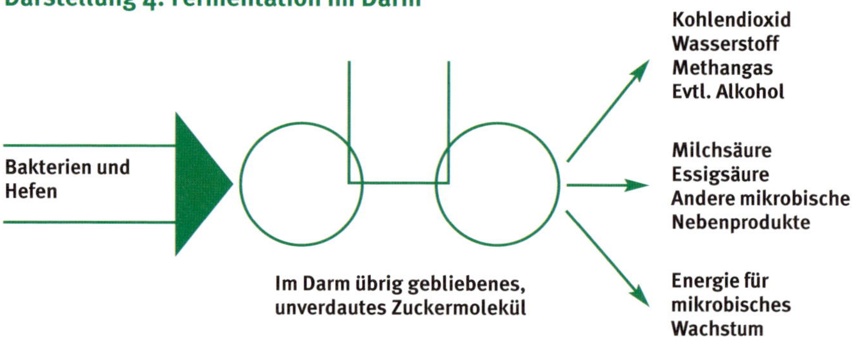


Die Fermentation wird begünstigt, wenn in der Nahrung Kohlenhydrate enthalten sind, die im Darmtrakt verbleiben, anstatt in den Blutkreislauf zu gelangen (Weijers 1965). Nicht resorbierte Kohlenhydrate sind die Hauptursache für Darmgase. In 30 ml Milch enthaltene, unverdaute Laktose z.B. erzeugt normalerweise ca. 50 ml Darmgas; doch unter bestimmten Bedingungen, z.B. bei einer Ansiedlung von Dickdarmbakterien im Dünndarm, kann sich die Erzeugung von Gasen um das Hundertfache erhöhen.[9]

Unverdaute und nicht resorbierte Kohlenhydrate unterstützen die Ansiedlung und Vermehrung von Dickdarmbakterien im Dünndarm. Dies wiederum kann zur Bildung von Stoffen führen, die – ebenso wie vermehrte Darmgase – den Dünndarm angreifen. Beispiele dafür wären Milch-, Essig- und andere kurzkettige organische Säuren, die aus dem Fermentationsprozess

[9] Ursachen der so genannten bakteriellen Fehlbesiedlung des Dünndarms sind meist erfolgte Operationen, Erkrankungen des Magens oder Störungen der Dünndarmmotilität.

hervorgehen.[10] Vieles weist darauf hin, dass Milchsäure außerdem Mitauslöser für die Verhaltensstörungen ist (Oh 1979, Stolberg 1982, Traube 1982), die oft in Begleitung von Darmerkrankungen auftreten. Die Bildung von Milchsäure kann durch die Spezielle Kohlenhydratdiät vermindert werden.

### Darstellung 5: Der Teufelskreis

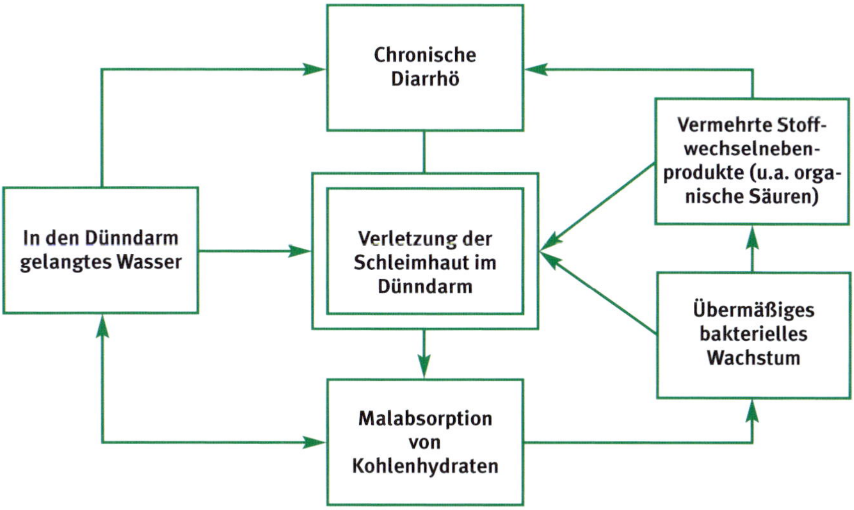


Die Erzeugung großer Mengen kurzkettiger organischer Säuren durch die Fermentation im Darm könnte sich letzten Endes als wichtiger Anhaltspunkt bei der Ursachenforschung chronisch entzündlicher Darmerkrankungen erweisen.

Ein kürzlich veröffentlichter Aufsatz in der Zeitschrift »Science« mit dem Titel »Grain Feeding and the Dissemination of Acid-Resistant Escherichia coli from Cattle (Getreidefütterung und die Ausbreitung säurebeständiger Escherichia coli bei Rindern)« eröffnet eine neue Perspektive im Hinblick auf eine Veränderung von Bakterienmerkmalen durch Säure (Diez-Gonzalez 1998). Seit Beginn der 80er-Jahre gibt es Hinweise darauf, dass häufig vorkommende Darmbakterien namens Escherichia coli aufgrund einer Veränderung ihrer Merkmale (Mutation) einige Formen der Colitis ulcerosa auslösen (Pai 1984, Riley 1983, Burke 1987). Die Mutation von Bakterien

[10] Durch bakterielle Fehlbesiedlung kann die Darmschleimhaut tatsächlich irritiert werden. Dies kann die Beschwerden bei einer bestehenden chronisch entzündlichen Darmerkrankung (CED) verschlechtern, ist jedoch nicht ursächlich für die Erkrankung.

kann verschiedene Ursachen haben; doch könnte man sich die Frage stellen, ob die Fermentation unverdauter, nicht resorbierter Stärke im Darm nicht ein saures Milieu verursacht, das zur Umwandlung einer harmlosen Bakterie in eine schädliche führt.[11]

Sobald die Bakterien im Dünndarm sich zu vermehren beginnen, wird die Ereigniskette (s. Darstellung 5) zu einem Teufelskreis; die Darmerkrankung wird verlängert, da die Darmgase zunehmen und Säure und andere Fermentationsprodukte das Problem der Malabsorption aufrechterhalten (Lifshitz 1982).

Die Bakterien im Dünndarm scheinen die Enzyme der Mukosazellen zu zerstören und dadurch die Verdauung und die Resorption von Kohlenhydraten zu verhindern. Somit stehen die Kohlenhydrate zur weiteren Fermentation zur Verfügung (Jonas 1977). Die zu diesem Zeitpunkt erfolgte übermäßige Schleimproduktion stellt vermutlich einen Selbstschutzmechanismus dar; der Darm versucht, sich gegen die mechanischen und chemischen Verletzungen durch bakterielle Gifte, Säuren und unvollständig verdaute Kohlenhydrate zu schützen.

Die Spezielle Kohlenhydratdiät kann den Teufelskreis durchbrechen, da sie den Menschen ausreichend, die Darmbakterien jedoch nur minimal ernährt. Es werden nur solche Kohlenhydrate mit der Nahrung aufgenommen, die einen minimalen Verdauungsprozess erfordern und praktisch nichts zurücklassen, was Mikroorganismen im Darm in ihrem Wachstum unterstützen könnte. Wenn die Anzahl der Bakterien durch eine reduzierte Energiezufuhr abnimmt, verringern sich auch die schädlichen Nebenprodukte, die die Darmschleimhaut schädigen. Der Darm muss sich nicht mehr durch eine vermehrte Schleimproduktion schützen, und die Kohlenhydrate werden besser verdaut.

Die speziell ausgewählten Kohlenhydrate reichen aus, um alle Zellen des Körpers angemessen zu versorgen, auch die des Immunsystems. Dies trägt zusätzlich dazu bei, die Darmflora im Gleichgewicht zu halten. Die leicht durchführbare Spezielle Kohlenhydratdiät verfolgt dieselben Ziele wie die klinische Elementardiät: die Reduktion und Veränderung des bakteriellen Wachstums und den Erhalt einer optimalen Nährstoffversorgung des Betroffenen (Johnson 1974, Jarnum 1976).

---

[11] Unverdaute Saccharide werden im Kolon durch ansässige Bakterien fermentiert. Die dadurch freigesetzten kurzkettigen Fettsäuren sollen günstige Einflüsse auf die Dickdarmschleimhaut haben.

## Kapitel 5

# Die Verdauung von Kohlenhydraten

**»Die Verdauung ist das große Geheimnis des Lebens.« (Go and Summerskill 1971)**

**»Alles, was der Patient zu sich nimmt und nicht verdauen kann, schadet ihm.« (Gee 1888)**

Die Ursachen für die verschiedenen Krankheiten können nicht mit Sicherheit bestimmt werden; doch ist es möglich, dass die fehlerhafte Verdauung und die Malabsorption bestimmter Kohlenhydrate – Stärke und Disaccharide – für die Erkrankungen mitverantwortlich sind.[12] Stärke und Disaccharide müssen erst in Monosaccharide aufgespalten werden, bevor sie resorbiert werden können. Wie wir in den vorherigen Kapiteln gesehen haben, kann dies bei einer beschädigten Darmschleimhaut zur Malabsorption aller Nährstoffe führen. Durch die Spezielle Kohlenhydratdiät wird die Aufnahme der Nahrung meist gebessert, die Nährstoffe gelangen in den Blutkreislauf, stärken das Immunsystem und der Patient gesundet.

Malassimilation ist der Oberbegriff für Maldigestion und Malabsorption. Maldigestion bezeichnet eine Störung der Verdauung und ist durch einen Mangel an Verdauungsenzymen gekennzeichnet. Zu diesem Mangel kommt es, wenn die Bauchspeicheldrüse oder die Galle den Dünndarm nicht ausreichend mit Verdauungsenzymen versorgt, um Eiweiß-, Fett- und Stärkemoleküle aufzuspalten. Eine weitere Ursache für Maldigestion kann das zu schnelle Wandern der Nahrung durch den Darmtrakt sein (z. B. bei Diarrhö); in diesem Fall haben die Verdauungsenzyme nicht genügend Zeit, hochmolekulare Nährstoffe, wie z. B. Stärke, Fett und Eiweiß, zu verdauen. Bei der Malabsorption sind die Mukosazellen nicht in der Lage, die Disaccharide in Monosaccharide aufzuspalten (intestinale Phase) und die Nährstoffe können nicht weitertransportiert werden (Transportphase).

Viele Forschungsberichte deuten darauf hin, dass Probleme in der Resorption – dem letzten Schritt der Nahrungsaufnahme – bei Darmerkrankungen

[12] Die Malabsorption von Kohlenhydraten trägt möglicherweise zu Beschwerden bei, ihre Rolle für die Entstehung und Aufrechterhaltung der CED ist jedoch gänzlich unbekannt.

zu einer Malabsorption führen (Poley 1984, Plotkin 1964, McMichael 1965, Weser 1965, Welsh 1969, Prinsloo 1971, King 1979, Gray 1982, Brunser 1984, Lee 1984). Die Resorption erfolgt in den Mikrovilli der Dünndarmschleimhaut.

**Darstellung 6: Gesunde, voll entwickelte resorbierende große Darmzelle**

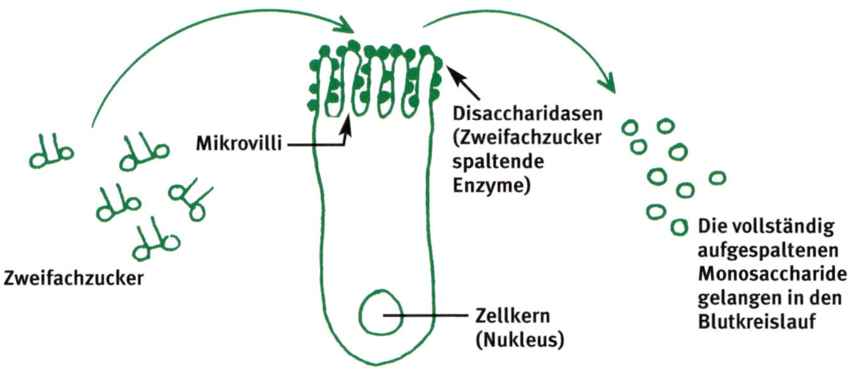


Die Darmmukosa spielt eine aktive Rolle bei der Verdauung. Wenn das Verdauungssystem ordnungsgemäß funktioniert, wirkt die Membran der »Pförtnerzellen« (Mukosazellen) an der Resorption mit und unterstützt gleichzeitig den Transport der Nährstoffe in den Blutkreislauf.

Der letzte Schritt der Kohlenhydratverdauung findet in den Mikrovilli der Dünndarmmukosa statt (s. Darstellung 6). Hier werden die Laktose (Milchzucker) und die Saccharose (Rohrzucker) gespalten. Außerdem findet an diesem Ort auch der letzte Schritt der Verdauung von Stärke statt, die in Lebensmitteln wie Getreide und Kartoffeln vorkommt. Es können nur die Kohlenhydrate resorbiert werden und in die Blutbahn gelangen, die durch die in den Mikrovilli befindlichen Enzyme in Monosaccharide gespalten worden sind (Moog 1981).

Die folgende Darstellung beschreibt die einzelnen Schritte der Kohlenhydratverdauung und führt die Enzyme der Mikrovilli auf, die den letzten Schritt des Verdauungsprozesses durchführen.

### Darstellung 7: Die Verdauung von Kohlenhydraten

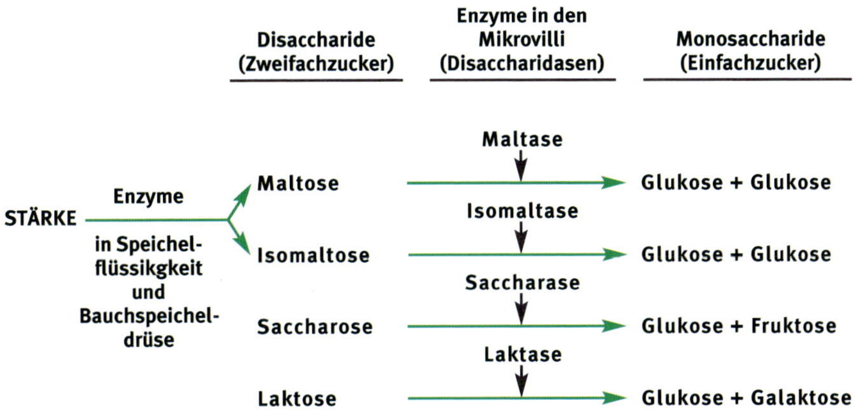


Die Struktur der Darmoberfläche kann sich während einer Darmerkrankung verändern. Infolgedessen wird die Verdauung schwer beeinträchtigt und der letzte Schritt der Verdauung der Kohlenhydrate somit erschwert (s. Darstellung 8) (Poley 1984, Plotkin 1964, Burke 1965, Kojecky 1965, McMichael 1965, Weser 1965, Welsh 1969, Prinsloo 1971).

### Darstellung 8:
### Abgeflachte, beschädigte, unterentwickelte resorbierende Darmzelle.

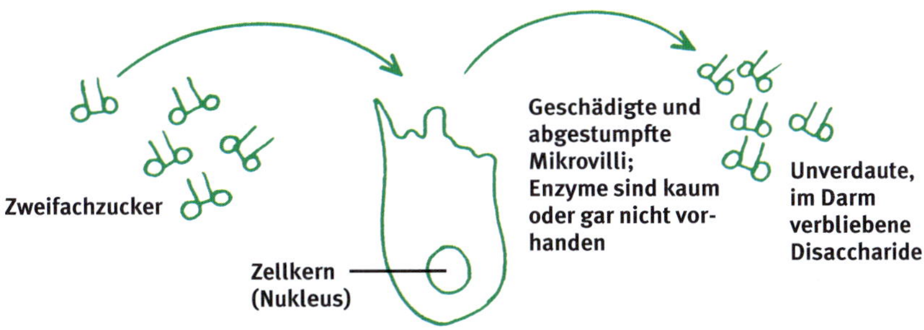


Die Disaccharidasen – Zweifachzucker spaltende Enzyme – können wegen ihrer Lage in der Darmzellenmembran leicht beschädigt werden. Ein Folsäure- (Davidson 1977) oder Vitamin-$B_{12}$-Mangel z.B. kann eine normale Entwicklung der Mikrovilli beeinträchtigen. Eine ungewöhnlich dicke, von den Mukosazellen produzierte Schleimschicht kann den Kontakt zwischen den Enzymen der Mikrovilli und den Disacchariden Laktose, Saccharose, Maltose und Isomaltose verhindern (Poley 1984). Außerdem können von Hefen, Bakterien oder Parasiten produzierte reizende und giftige Substanzen die Membran der Darmzellen beschädigen und ihre Enzyme zerstören (King 1979). Folgende Dünndarmerkrankungen werden oft mit einem Mangel an Laktase und anderen Disaccharidasen in Verbindung gebracht: Morbus Crohn, Zöliakie, Malnutrition, tropische Sprue, Cholera, allergische Gastroenteritis, Diarrhö bei Säuglingen, Pellagra, Reizkolon, Postgastrektomiesyndrom (nach Teilentfernung des Magens; Gray 1982), Sojaeiweißintoleranz, Kuhmilcheiweißintoleranz, parasitäre Infektionen des Darms und zystische Pankreasfibrose (Poley 1984, Plotkin 1964, McMichael 1965, Weser 1965, Welsh 1969, Prinsloo 1971, King 1979, Gray 1982, Brunser 1984, Lee 1984). Außerdem ist, wie in Kapitel 2 erwähnt, bei Colitis ulcerosa oft ein Laktasemangel vorhanden.[13]

Die Laktase ist für gewöhnlich das erste Enzym der Mikrovilli, das geschädigt wird, und auch das letzte, das sich nach Abklingen der Erkrankung wieder regeneriert. Oft findet zusätzlich ein Verlust der Enzyme Saccharase und Isomaltase statt, manchmal kommt es zu einem Maltasemangel (Gray 1982). Laktase wird durch schwere Fehlernährung (Malnutrition) und tropische Durchfälle (Sprue) stetig verringert. Ein Laktasemangel kann somit die Folge vorausgegangener Erkrankungen sein.

Mit den heutigen medizinischen Mitteln ist eine mangelnde Aktivität der Disaccharidasen oft schwer festzustellen.[14] Wenn während einer Darmerkrankung bei der Einnahme von Laktose, Saccharose und Stärke Krämpfe, Durchfälle und Erbrechen auftreten, kann eine Biopsieprobe des Dünndarms trotzdem eine normale Enzymaktivität der Disaccharidasen vorweisen. Dieser augenscheinliche Widerspruch könnte von einem fehlenden Kontakt zwischen den Enzymen und dem Zucker herrühren, der durch die in Kapitel 1 und 2 bereits erwähnte Schleimbarriere verursacht wird.

Sollte die Biopsieprobe auf eine mangelnde Enzymaktivität der Disaccharidasen hinweisen, könnte diese durch ein primär genetisches oder aber ein sekundäres Problem verursacht worden sein, das aus einer direkten Verletzung der Darmschleimhaut und einem Verlust der Mikrovilli resultiert. Eine Verletzung der Darmschleimhaut kann z. B. von Fehlernährung

---

[13] Entgegen früherer Ansichten kommt die Malabsorption von Laktose bei CED nicht vermehrt vor.

[14] Zur Diagnose der Disaccharid-Malabsorption stehen z.B. H2-Atemtests zur Verfügung.

oder von einer durch Nebenprodukte des bakteriellen Wachstums ausgelösten Reizung herrühren (Campos 1979, Brunser 1984).

In diesen Fällen verbleiben die Zucker unverdaut im Dünndarm (Poley 1984, Dvorak 1979) und verursachen eine Umkehrung des normalen Verdauungsprozesses. Die Nährstoffe gelangen nicht vom Darm in den Blutkreislauf, stattdessen wird Wasser ins Darminnere gesogen. Dieses nährstoffhaltige Wasser wird in Form von Durchfällen ausgeschieden, und so werden den Körperzellen wichtige Energie, Mineralien und Vitamine vorenthalten. Noch schlimmer ist jedoch, dass die im Darm verbliebenen Zucker Fermentationsprozesse und Bakterienwachstum unterstützen.

Die ansteigende Menge reizender Substanzen, die durch die zunehmende Bakterienansiedlung entsteht, veranlasst die Darmzellen dazu, sich zu wehren. So sondern die im Darm vorhandenen Schleim bildenden Drüsenzellen (Becherzellen) zum Schutz der Darmoberfläche vermehrt Schleim ab. Der Dünndarm produziert mehr Becherzellen, was die Schleimproduktion nochmals erhöht. Durch die entstandene dicke Schleimschicht können die in den Mikrovilli befindlichen Enzyme ihre Funktion, bestimmte Zucker aufzuspalten, nicht mehr erfüllen (Poley 1984).

Die Becherzellen sind nur begrenzt in der Lage, die Darmmukosa zu schützen; so ist die Darmoberfläche weiteren Angriffen ausgeliefert. Man geht davon aus, dass zu diesem Zeitpunkt die für Colitis ulcerosa charakteristische Geschwürbildung im Darm beginnt. Das könnte vielleicht erklären, warum bestimmte Proteine, wie z.B. Gluten, von der Schleimhaut aufgenommen werden und den Immunprozess der Zöliakie in Gang setzen.

Ganz selten kann durch eine Schädigung der Resorptionszellen auch die Aufnahme von Monosacchariden gestört werden; dies wird gewöhnlich durch eine Routineuntersuchung festgestellt (Lee 1984). Manchmal ist die Zahl der in den Dünndarm eindringenden Mikroorganismen so hoch, dass Hefen sogar in die Speiseröhre gelangen (Pope 1983). Wenn der Verdacht besteht, dass der gesamte Verdauungstrakt befallen ist – orale Infektion und Mundschwamm könnten Indikatoren dafür sein –, sollte zu Beginn der Diät die Einnahme von Honig eingeschränkt werden (die in den Rezepten angegebene Honigmenge um 75 Prozent reduzieren). Wenn sich der Zustand bessert, kann wieder eine normale Menge Honig verzehrt werden.[15]

---

[15] Nach dem heutigen Kenntnisstand hat eine Besiedlung des Darms mit Hefen keinen Krankeitswert. Soorbefall der Mundhöhle oder der Speiseröhre ist meist Ausdruck einer schweren Unterdrückung des Immunsystems und nicht einer falschen Ernährung.

Die Unverdaulichkeit von Stärke zieht seit kurzem die Aufmerksamkeit der Wissenschaftler auf sich. Einige stärkehaltige Lebensmittel, von denen angenommen wurde, dass sie vollständig resorbiert werden, können in Wirklichkeit von den meisten gesunden Menschen nur unvollständig verdaut werden (Anderson 1981, Feibusch 1982). Bei Menschen mit Darmerkrankungen ist die Stärkeverdauung sogar noch mangelhafter. Da Stärke während der Verdauung von den Enzymen des Speichels und der Bauchspeicheldrüse in die Disaccharide Maltose und Isomaltose aufgespalten wird, müssen stärkehaltige Lebensmittel, die in Kapitel 8 nicht als zulässig aufgeführt sind, gemieden werden.

Einige der in der Speziellen Kohlenhydratdiät verwendeten Lebensmittel enthalten Stärkearten, die sich als verträglich erwiesen haben. Dazu zählen Hülsenfrüchte, wie z.B. getrocknete Bohnen, Linsen und Erbsen (Kichererbsen, Sojabohnen und Bohnensprossen sind nicht erlaubt). Nach dem dritten Monat werden die Hülsenfrüchte in kleinen Portionen in die Ernährung aufgenommen, müssen vor dem Kochen jedoch mindestens 10–12 Stunden eingeweicht werden und anschließend gut abtropfen, da sie Zucker enthalten, die nur durch das Einweichen in Wasser entfernt werden können (Rackis 1975). Die Stärke in allen Getreidesorten, Mais und Kartoffeln sollte strengstens gemieden werden. Auf Maissirup sollte ebenfalls verzichtet werden, da es eine Mischung verschiedener kurzkettiger und daher ungeeigneter Stärkearten enthält (Fisher 1981, Lebenthal 1983).

## Kohlenhydrate in Lebensmitteln

### 1. Monosaccharide

Monosaccharide müssen nicht aufgespalten werden, bevor sie vom Darm aus in die Blutbahn gelangen. Zu ihnen zählen Glukose (Traubenzucker), Fruktose (Fruchtzucker) und Galaktose (Schleimzucker). Glukose und Fruktose sind in Honig, Obst und einigen Gemüsesorten enthalten, Galaktose ist in Joghurt zu finden.

### 2. Disaccharide

Disaccharide müssen von den Enzymen in den Mikrovilli der Mukosazellen aufgespalten werden. Sie werden eingeteilt in Laktose (Milchzucker), Saccharose (Rohr- und Rübenzucker), Maltose (Malzzucker) und Isomaltose. Laktose kommt in frischer Milch, Milchpulver, im Handel erhältlichem Joghurt, selbst gemachtem Joghurt (weniger als 24 Stunden fermentiert),

Schmierkäse, Quark, Frischkäse, Eiscreme, saurer Sahne, Molke (70 Prozent Laktose) und vielen anderen Milchprodukten mit Milch oder Molkezusätzen vor. Viele Medikamente und Vitamintabletten enthalten Laktose als Trägersubstanz.[16]

Saccharose ist Rohr- und Rübenzucker und kommt in verarbeiteten Lebensmitteln wie z. B. Desserts, Ketchup, Getreideprodukten, vielen Dosen- oder Fertiggerichten und Tiefkühlkost vor (s. S. 178). In einigen pasteurisierten Honigsorten findet sich ein kleiner Anteil Saccharose (ca. ein bis drei Prozent), der jedoch im Rahmen der Spezifischen Kohlenhydratdiät erfahrungsgemäß vertragen wird. Nicht pasteurisierter Honig enthält keine Saccharose, da ein im Honig vorhandenes Enzym jede eventuell vorhandene Saccharose aufspaltet. Einige Obst- und Nusssorten enthalten kleine Mengen Saccharose, können aber dennoch verzehrt werden (s. Kapitel 8). Beim Reifungsprozess vieler Obstsorten wird vorhandene Saccharose durch fruchteigene Enzyme gespalten.

Maltose und Isomaltose kommen in Lebensmitteln wie Maissirup und Süßigkeiten vor, hauptsächlich aber in Stärke. Diese besteht aus langen Ketten von Glukosemolekülen, die zum Teil durch Enzyme im Speichel und in der Bauchspeicheldrüse verdaut werden und als Maltose und Isomaltose im Dünndarm übrig bleiben. Dort werden sie durch die Enzyme der Mikrovilli aufgespalten.

## 3. Stärke (Polysaccharide)

Es gibt zwei Arten von Polysacchariden: Amylose und Amylopektin. Die meisten Gemüsesorten enthalten beide Arten in unterschiedlichen Anteilen. In manchen Reissorten z. B. sind große Mengen Amylosestärke und nur wenig Amylopektinstärke vorhanden, in anderen Reissorten, Süßkartoffeln oder Jamswurzeln findet sich nur Amylopektinstärke (Juliano 1972). Ebenso wie Reis enthalten einige Maissorten eine sehr stark verzweigte Art der Amylopektinstärke. Offenbar verändert der Versuch, den Proteingehalt einer Kulturpflanze genetisch zu verändern, auch die von dieser Pflanze gebildete Stärke (Juliano 1972). Das variierende Verhältnis verschiedener Stärkearten könnte die Fähigkeit unseres Darms beeinflussen, Stärke vollständig zu verdauen. Auch könnten die Proteine bestimmter Pflanzen eine vollständige Aufspaltung von Stärke verhindern (s. Kapitel 6; Cooke 1984). Interessanterweise fand eine Gruppe von Wissenschaftlern heraus,

[16] Die in Medikamenten enthaltene Laktosemenge ist in der Regel unbedenklich.

dass einige Darmbakterien durch das Vorhandensein unverdauter Maisstärke im Darm entarten können (Weiner 1983).

Gemüsearten, die mehr Amylose als Amylopektin enthalten, können besser verdaut werden, da die Glukosebausteine des Amylosestärke-Moleküls linear angeordnet sind und so von den Verdauungsenzymen des Speichels und der Bauchspeicheldrüse leichter erreicht werden können (s. Darstellung 9). Die Verbindungen zwischen den linear angeordneten Glukosebausteinen werden aufgespalten, bis die Kette auf zwei chemisch verbundene Glukosemoleküle (Maltose) reduziert ist.
Amylopektinmoleküle bestehen aus verzweigt angeordneten Glukosebausteinen. Wenn die Amylopektinmoleküle zum Teil von den Enzymen der Bauchspeicheldrüse verdaut worden sind, verbleiben die Disaccharide Maltose und Isomaltose im Dünndarm, um im letzten Schritt der Verdauung von den Enzymen der Mikrovilli aufgespalten zu werden.

### Darstellung 9: Stärke

Jeder kleine Kreis steht für ein Glukosemolekül

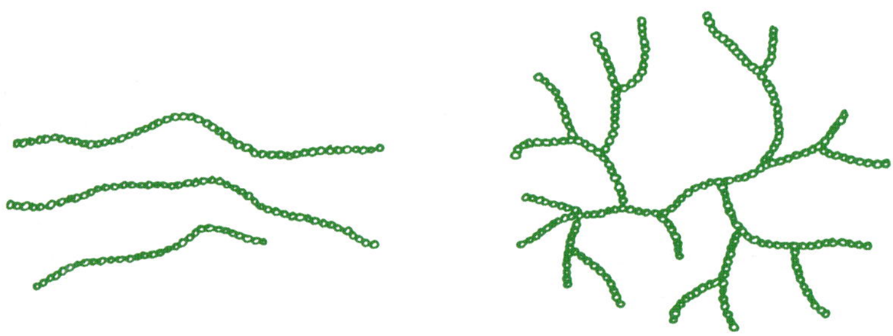

**Amylose** **Amylopektin**

Erst kürzlich entdeckten Dr. Gunja-Smith und seine Mitarbeiter, dass das Amylopektinstärke-Molekül noch verzweigter ist als bisher angenommen (Gunja-Smith 1970).

### Darstellung 10: Revidiertes Bild der Amylopektinstärke

Wie auf der Zeichnung zu sehen, scheint das Innere des Moleküls schwer zugänglich zu sein. Es ist daher gut möglich, dass die Enzyme der Bauchspeicheldrüse die inneren Verzweigungen nicht erreichen können und Teile der Amylopektinstärke-Moleküle so der Aufspaltung entgehen, im Darm verbleiben und den Fermentationsprozess unterstützen.

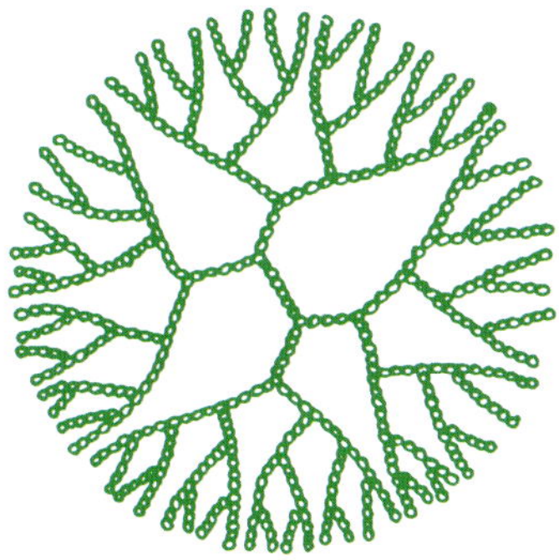

Über die in den verschiedenen Getreidesorten und anderen stärkehaltigen Lebensmitteln enthaltene Amylopektin- und Amylosemenge gibt es zur Zeit nur wenige Informationen.

Ballaststoffe sind Bestandteile von Obst, Gemüse, Nüssen und Getreide. Sie können von den Enzymen im Verdauungstrakt nicht verdaut werden. In Obst, Nüssen, Gemüse und getrockneten Hülsenfrüchten enthaltene Ballaststoffe dürfen im Rahmen der Speziellen Kohlenhydratdiät verzehrt werden, Ballaststoffe aus Getreide, einschließlich Kleie, sind nicht erlaubt.

## Kapitel 6

# Gluten

Getreide wie Weizen, Roggen, Hafer, Mais, Gerste, Reis und Buchweizen werden im Zusammenhang mit der Behandlung von Darmerkrankungen, insbesondere der Zöliakie, schon seit längerem sehr kritisch betrachtet. Eine Zeit lang wurde angenommen, dass ihre negative Wirkung auf die Darmzellen von den stärkehaltigen Bestandteilen herrührte. Im Jahr 1950 jedoch stellte der niederländische Wissenschaftler W. K. Dicke fest, dass das Gluten, ein Proteinbestandteil von Weizen, bei Patienten mit Zöliakie eine dauerhafte Verletzung der Darmzellen verursacht (Dicke 1950).

Gluten ist das vorherrschende Protein in Weizen und Roggen; wie alle Proteine besteht es aus mehreren hundert Bausteinen, den Aminosäuren, die miteinander verbunden sind und so das Molekül bilden. Bei den meisten Menschen wird das Glutenmolekül von Verdauungsenzymen im Dünndarm aufgespalten, und die einfachen Aminosäuren werden im Darm resorbiert (Matthews 1975, Moog 1981). Man nimmt an, dass das Gluten bei der Zöliakie nicht verdaut werden kann.[17]

Vor 1950 wurde die Zöliakie vorwiegend anhand der klinischen Symptomatik diagnostiziert. Erkrankte Kinder sind unterdurchschnittlich klein und relativ dünn, haben einen aufgeblähten Unterleib und durchlaufen abwechselnd Perioden mit häufigem Durchfall, normalem Stuhlgang und Verstopfung. Der Stuhl ist blass und schleimig und riecht faul. Damals gab man den Patienten laktosefreie Proteinmilch und verzichtete auf bestimmte stärke-, saccharose- und laktosehaltige Lebensmittel. Daraufhin verschwanden die Symptome schon nach kurzer Zeit (Haas 1951).

Dr. Dickes These und die Möglichkeit, mit modernen Instrumenten Gewebeproben des Darms zu entnehmen, lieferten eine zusätzliche Diagnosemethode. Trotz vorliegender Symptome wurde die Diagnose Zöliakie erst gestellt, wenn zusätzliche Kriterien erfüllt waren. Es wurden insgesamt drei Gewebeproben entnommen; die erste erfolgte vor der Umsetzung auf glu-

[17] Die Annahme, die nicht erfolgte Verdauung von Gluten wäre auslösend für die Sprue, ist eine – nicht favorisierte – Hypothese. Vielmehr geht man derzeit davon aus, dass die Ursache in einer Immunreaktion gegen einen Komplex aus Gliadin und Gewebstransglutaminase in der Schleimhaut liegt.

tenfreie Kost, die zweite während einer glutenfreien Ernährungszeit und die dritte nach erneuter Gluteneinnahme. Zöliakie wurde diagnostiziert, wenn die Gewebeproben die Veränderungen in der Ernährung nachwiesen. Unter dem Mikroskop betrachtet, mussten die Darmzellen bei der ersten und dritten Probe geschädigt sein, bei der zweiten jedoch voll funktionsfähig. So wurde lediglich ein kleiner Teil der Patienten, die die klinische Symptomatik von Malabsorption, Durchfall, aufgeblähtem Unterleib und Wachstumsstörungen aufwiesen, als Zöliakiepatienten eingestuft. Bei dem Rest, einer großen Gruppe von Patienten mit denselben klinischen Symptomen, wurden andere Krankheiten, wie z.B. idiopathische (ohne erkennbare Ursache entstandene) Diarrhö, tropische Sprue, einheimische Sprue, Steatorrhö (Fettdurchfälle), Wachstumsstörungen oder Malabsorption diagnostiziert. Folglich blieb die Anzahl der »echten« Zöliakiepatienten im Vergleich zu einer großen Gruppe von Patienten mit anderen Erkrankungen sehr gering (Cluysenaer 1977).[18]

Viele Mediziner begrüßten die neue diagnostische Methode, da nun scheinbar die wahren schuldigen Getreidesorten erkannt worden waren und die Gewebeproben den Beweis für das gesuchte Ursache-Wirkung-Prinzip lieferten. Außerdem musste nur eine Lebensmittelkomponente, nämlich Gluten, bei der Ernährung gemieden werden, wodurch das Erstellen einer Diät vereinfacht wurde.

Bedauerlicherweise war es doch nicht so einfach. Schon bald zeigte sich, dass auch Getreidesorten mit anderen Proteinen eine schädigende Wirkung auf die Darmzellen hatten. Gleichzeitig wurde Mais, der eine große Menge an Gluten enthält, offenbar gut vertragen. Einige Patienten erlitten Rückschläge und wiesen nach dem Verzehr von Sojaprodukten geschädigte Darmzellen auf (Weiser 1976). In Hafer und Gerste wurden glutenähnliche Proteine entdeckt, die von vielen Zöliakiepatienten nicht vertragen wurden (Baker 1976).[19] Britische Kliniken untersagen daher in der Regel die Getreidesorten Weizen, Roggen, Gerste und Hafer und erlauben nur Reis und Mais. In einigen medizinischen Aufsätzen wurde jedoch auch Reis auf die Liste der für die Darmzellen schädlichen Getreidesorten gesetzt (Strunk 1978, Vitoria 1982).[20]

---

[18] Durch neue Testverfahren, wie die Antikörper gegen Gewebstransglutaminase, lernen wir, dass die Sprue sehr viel häufiger vorkommt, als bislang angenommen.

[19] Die Verwendung von Hafer bei Spruepatienten ist umstritten, wahrscheinlich aber unbedenklich.

[20] Der Verzehr von Reis ist für Patienten mit Sprue unbedenklich.

Trotz ausgedehnter Forschungen gibt es bis jetzt keine Gewissheit über die genaue Beschaffenheit des für die Darmzellen schädlichen Glutens. In den 70er-Jahren, als Forscher dank neuer technischer Methoden die großen Glutenmoleküle in kleinere Teile aufspalten konnten, wurde entdeckt, dass die enthaltenen Alpha-Gliadin-Moleküle eine toxische Eigenschaft besaßen, die auf die Darmzellen der »echten« Zöliakiepatienten eine schädliche Wirkung zu haben schien (Cluysenaer 1977). Es bleiben jedoch immer noch Fragen zu den Alpha-Gliadin-Proteinteilen offen:

1. Gibt es einen genetisch bedingten Mangel an Verdauungsenzymen, die die Alpha-Gliadin-Moleküle normalerweise in ihre einzelnen Aminosäuren spalten und so ihre schädliche Wirkung verhindern?
2. Liegt eine Membranschwäche vor, aufgrund derer die unversehrten, unverdauten Alpha-Gliadin-Moleküle in die Darmzellen eindringen und diese »vergiften«?
3. Werden die Darmzellen zerstört, indem sich die Alpha-Gliadin-Moleküle mit der Oberfläche der Darmzelle verbinden und diese dadurch bewegungsunfähig machen?

Die häufigste Theorie besagt, dass die Alpha-Gliadin-Proteinteile beim Eindringen in die Darmzellen eine Immunantwort der weißen Blutkörperchen auslösen. Die gebildeten Antikörper schädigen die Darmzellen und schränken sie in ihrer Funktionsfähigkeit ein (Cluysenaer 1977). Neuere Untersuchungen haben ein mit dem Alpha-Gliadin-Molekül verbundenes Kohlenhydratmolekül als toxische Komponente miteinbezogen. Fehlt dieses Kohlenhydrat, fügt das Gliadinmolekül den Darmzellen nicht länger Schaden zu (Phelan 1978, Stevens 1978).

Neuere Untersuchungen, die sich mit der Gluten-Zöliakie-Hypothese beschäftigen, heben die Wechselbeziehung zwischen Stärke und Proteinkomponenten aus gemahlenem Getreide hervor. Bei nahezu allen Menschen wird ein Großteil der Weizenmehlstärke nicht resorbiert (Anderson 1981). Die unvollständige Stärkeresorption führt zu einer vermehrten Fermentation im Darm und somit zu einer Bildung von Darmgasen. Um herauszufinden, weshalb Weizenstärke meist nicht vollständig verdaut wird, wurden Untersuchungen des physikalischen Aufbaus von Weizenmehl durchgeführt.

Man fand heraus, dass die einzelnen Körnchen des Weizenmehls einen Stärkekern besitzen, der von einem Netz aus Glutenproteinen umgeben ist. Dieser Protein-Stärke-Komplex kann mithilfe eines Fertigungsverfahrens getrennt werden, wobei das meiste Gluten entfernt wird. Das verbleibende Mehl wird als glutenarmes Mehl verkauft; es wird wie normales Weizenmehl verwendet, ist aber leichter verdaulich. Erstaunlicherweise findet eine Stärkemalabsorption nicht statt, wenn das glutenarme Mehl zusammen mit dem getrennten Gluten zu Brot verbacken wird, obwohl in dem Brot letztendlich dieselbe Menge Gluten enthalten ist wie vorher im Mehl. Da die Weizenstärke vollständig resorbiert wird, kommt es zu keinen Fermentationsprozessen. Dies deutet darauf hin, dass die Krankheitssymptome nicht vom Gluten hervorgerufen werden (Anderson 1981).

Wissenschaftler sind der Ansicht, dass die Wechselwirkung zwischen Stärke und Gluten die unvollständige Verdauung von Stärke zur Folge hat und Darmgase, Unterleibsbeschwerden und Durchfall verursacht. Sie gehen davon aus, dass das Verfahren der Glutenentnahme den Stärkekern verändert oder bloßlegt und die Stärke dadurch angreifbarer für die Verdauungsenzyme der Bauchspeicheldrüse wird (Cooke 1984, Anderson 1981). Dies wird zweifelsohne die Grundlage vieler zukünftiger Forschungen sein und könnte sich als relevant für Zöliakiepatienten erweisen.

Oft weisen Patienten nach dem Befolgen einer glutenfreien Diät eine erstaunliche klinische Verbesserung im allgemeinen Wohlbefinden auf, und dennoch werden unter dem Mikroskop weiterhin Schäden an den Darmzellen festgestellt (Congdon 1981). Dadurch steht fest, dass bei einigen Patienten, die sich als Zöliakiepatienten erwiesen und sich glutenfrei ernährt haben, nicht immer ein Fortschritt auf zellularer Ebene vorliegt. Auch wurde die Erfahrung gemacht, dass einige Patienten bei einer erneuten Gluteneinnahme – nach Abschluss einer glutenfreien Diät – das eine Mal keine negativen Folgen davontragen, während sie ein anderes Mal schwer erkranken. Folglich variieren nicht nur verschiedene Zöliakiepatienten in ihrer Reaktion auf glutenfreie Kost, sondern ein Patient kann von Zeit zu Zeit unterschiedlich reagieren (Rubin 1962).

Aus diesen Widersprüchen folgte die Einsicht, dass eine genauere Diagnosestellung erfolgen muss; zusätzliche Gewebeproben des Darms müssen entnommen werden, um nachweisen zu können, ob Zöliakie durch Gluten ausgelöst wird (Gryboski 1981).

Doch wurde der Krankheitsnachweis anhand einer Gewebeprobe als zugrunde liegende Diagnosebasis ebenfalls in Frage gestellt. Die bei Zöliakie zu erkennende geschädigte Darmoberfläche wurde auch bei vielen anderen Erkrankungen beobachtet, wie z. B. bei infektiöser Hepatitis, Colitis ulcerosa, verschiedenen parasitären Darminfektionen, Kwashiorkor (Dvorak 1979),

Sojaeiweißintoleranz, Kuhmilcheiweißintoleranz, hartnäckige Diarrhö im Säuglingsalter, Morbus Crohn (Poley 1984) und sogar nach strikten Reduktionsdiäten bei Fettleibigkeit (Dvorak 1979).

Auch übermäßiges Wachstum von Bakterien im Dünndarm bewirkt eine unregelmäßige Verbreiterung und Abflachung der Dünndarmoberfläche (King 1979). Das Abflachen der Darmzellen scheint somit eine sekundäre Erscheinung zu sein, die durch eine primäre Ursache ausgelöst wird und bei unzähligen Erkrankungen erkennbar ist, vor allem wenn diese mit akuter Diarrhö einhergehen (Araya 1975, Brunser 1984).[21]

Gegen Gluten als Krankheitsverursacher spricht die Tatsache, dass Zöliakiepatienten – gleich, ob sie gut oder schlecht auf eine glutenfreie Diät reagieren – zusätzlich ernsthafte Darmprobleme aufweisen, die eine glutenfreie Kost offenbar nicht erfolgreich beeinflussen kann (Congdon 1981, Rackis 1975). Demzufolge scheinen andere Faktoren als Auslöser der Krankheit eine Rolle zu spielen.

Einige Wissenschaftler vertraten die Ansicht, dass die Glutenintoleranz von der Unfähigkeit, Disaccharide zu verdauen, hervorgerufen werde (Fisher 1981). Doch auch wenn dies nicht der Fall ist, sollten Zöliakiepatienten Zweifachzucker meiden (Fisher 1981). Die abgeflachten Zellen im Darm haben ihre Fähigkeit verloren, den letzten Schritt der Verdauung – die Spaltung von Disacchariden – durchzuführen (Poley 1984, Berg 1979). Es wurde oft bestätigt, dass bei Zöliakiepatienten eine mangelhafte Verdauung von Disacchariden, besonders von Laktose, vorliegt (Poley 1984, Plotkin 1964, Townley 1965, Arthur 1966). Die Einnahme von Disacchariden und bestimmten Stärkearten würde Unmögliches von den Verdauungs- und Resorptionszellen verlangen und zusätzliche Probleme schaffen (Littman 1965).

Durch das Einhalten der Speziellen Kohlenhydratdiät über den Zeitraum eines Jahres werden die meisten Zöliakiepatienten geheilt (Haas 1951). Die Diät schließt alle Getreidesorten, die Gluten oder glutenähnliche Proteine enthalten, aus und berücksichtigt gleichzeitig die Leistungsgrenzen des geschädigten Darms.

---

[21] Die Diagnose der Zöliakie erfolgt durch den Nachweis typischer Veränderungen in den Biopsaten der Dünndarmschleimhaut. Diese können von den durch Infektionen, Medikamente oder M. Crohn ausgelösten Veränderungen abgegrenzt werden, gleichen jedoch denen der Nahrungsmittelprotein-Intoleranz, der tropischen Sprue und der Autoimmunenteritis. Hier muss die Klärung durch weitere Tests sowie die Beobachtung des Krankheitsverlaufs erfolgen.

## Kapitel 7

# Vorstellung der Diät

Ein Grundprinzip dieser Diät muss immer beibehalten werden: Es dürfen nur die Kohlenhydrate eingenommen werden, die in Obst, Honig, selbst gemachtem Joghurt (s. S. 171) und den in diesem Buch aufgelisteten Gemüsesorten und Nüssen vorkommen. Obwohl dieser Grundsatz leicht zu verstehen ist, ist die praktische Umsetzung zuweilen schwierig, da manche Lebensmittel versteckte Kohlenhydrate enthalten. Kleine Mengen unerlaubter Kohlenhydrate schleichen sich oft in die Diät ein, wenn nicht ein genaues Augenmerk auf jedes Lebensmittel gerichtet wird (Haas 1951). Das Lesen von Etiketten ist leider eine unzureichende Methode, da eine Zutat verschiedene Bezeichnungen haben kann und daher nicht direkt als unerlaubtes Kohlenhydrat erkennbar ist. Es wird empfohlen, wirklich nur die Lebensmittel zu verzehren, die in Kapitel 9 aufgelistet sind.

Da Obst und rohes Gemüse eine abführende Wirkung haben, sind sie mit Vorsicht zu genießen. Rohe Früchte sowie rohe Salatblätter, Möhren, Stangensellerie, Gurke und Zwiebeln sollten gemieden werden, solange der Durchfall noch akut ist. Sobald sich der Durchfall gelegt hat, darf beliebig viel Obst, rohes Gemüse und Honig verzehrt werden. Wenn nach ca. zwei Wochen Obst eingeführt wird, sollte es reif, geschält und gekocht sein.

Rohe, pürierte Bananen dürfen zuerst ausprobiert werden. Beginnen Sie am ersten Tag vorsichtig mit einer Viertel Banane. Es sollten nur gelbe, braun gesprenkelte, reife Bananen verwendet werden, die sich leicht zerdrücken lassen. Die meisten Kohlenhydrate einer unreifen Banane liegen in Form von Stärke vor, die mit dem Reifungsprozess in Monosaccharide umgewandelt und bei Malabsorptionsproblemen erst dann problemlos aufgenommen werden kann.

Die meisten Dosenfrüchte sind verboten, da sie Zuckerzusätze enthalten. Wenn Sie gerne gekochtes Obst essen, können Sie es selbst einkochen. Zum Süßen sollte neben Honig nur Saccharin verwendet werden. Die Gefahr eines Blasenkarzinoms durch den Genuss von Saccharin wurde ausgeschlossen (Kraybill 1977).

Zuckerfreie Produkte enthalten oft den Süßstoff Sorbitol oder Xylitol. Kaugummis oder Bonbons mit diesen Süßstoffen können gelegentlich genossen werden. Ein zu häufiger Gebrauch dieser Produkte kann jedoch Durchfall und Blähungen verursachen (Connon 1985).

Die Spezielle Kohlenhydratdiät enthält bestimmte Milchprodukte, Milch als solche und einige handelsübliche Milchprodukte sind jedoch ausgeschlossen. Im Anhang findet sich eine Auflistung der erlaubten und verbotenen Käsesorten. Selbst gemachter Joghurt (s. S. 171) darf verzehrt werden; die Anleitung zur Joghurtzubereitung muss strikt befolgt werden, nur so wird die gefährliche Laktose entfernt. Ein weiteres Milchprodukt, das auf jeden Fall zur Ernährung gehören sollte, ist Hüttenkäse. Dieser muss allerdings nach speziellen Kriterien ausgewählt und weiterverarbeitet werden (s. S. 178).

Wenn kein akuter Durchfall mehr vorliegt, können Eier in die Ernährung einbezogen werden. Sobald der Stuhl geformt ist und die Stuhlfrequenz nicht mehr als zwei- bis dreimal täglich beträgt, können Sie gekochtes Gemüse testen. Führen Sie die verschiedenen Gemüsesorten nach und nach ein und lassen Sie ausreichend Zeit zwischen jeder Neueinführung, um die Wirkung jeder Sorte feststellen zu können. In einigen Fällen kann nach dem Genuss von Gemüse und Obst der Durchfall wiederkehren, worauf der Verzehr vorerst zurückgestellt werden muss. Im Allgemeinen werden Kürbis, Tomaten, grüne Bohnen und Möhren in gekochter Form gut vertragen. Dosengemüse sind nicht erlaubt, zumal sie oft Zucker- oder Stärkezusätze enthalten, die auf den Etiketten nicht immer aufgeführt sind. Kartoffeln und Süßkartoffeln dürfen nicht gegessen werden.

Die Fette in Fleisch, Butter, Käse und selbst gemachtem Joghurt werden gut vertragen. Normalerweise ist es nicht notwendig, für den Joghurt fettarme Milch zu benutzen, außer Sie möchten abnehmen oder müssen aufgrund anderer gesundheitlicher Probleme Fett meiden.

Die Spezielle Kohlenhydratdiät hat einen hohen Nährwert und ist sehr ausgewogen, wenn die richtige Nahrungsmittelauswahl getroffen wird. Sie sollten auch im Rahmen der Diät auf eine vernünftige Ernährung achten, indem Sie z. B. keine große Mengen Fleisch oder Süßigkeiten täglich konsumieren, während Sie andere wichtige Nahrungsmittel außer Acht lassen.

Die Diät sollte auf jeden Fall mit ihrem Arzt besprochen und die Medikation nach ärztlicher Anweisung fortgeführt werden. Sobald Fortschritte erkennbar sind, wird der Arzt die Medikamente zweifelsohne schrittweise herabsetzen.

**Achtung:** Es gibt sehr spezielle Vorgehensweisen bei der Absetzung bestimmter Medikamente, und ein unsachgemäßes Vorgehen kann gefährlich sein. Holen Sie beim Absetzen von Medikamenten immer ärztlichen Rat ein.

Ihre tägliche Kost sollte aus verschiedenen Lebensmitteln bestehen. Essen Sie Gemüse, Obst, Käse, Nüsse und einige tierische Produkte. Sie können sich auch vegetarisch ernähren, wenn Sie dies möchten; die vielen wichtigen Nährstoffe, an denen es bei einer vegetarischen Ernährungsweise oft mangelt, müssen allerdings berücksichtigt werden. Es würde den Rahmen dieses Buches sprengen, alle Lebensmittel aufzulisten, die reich an Eisen und Vitamin $B_{12}$ sind und Fleisch ersetzen können. Es liegt in Ihrer eigenen Verantwortung, für eine ausreichende Nährstoffzufuhr zu sorgen. Sojaprodukte, u.a. Tofu, können ein wirkungsvoller Fleischersatz sein, sind bei dieser Diät jedoch nicht erlaubt.

Die meisten Menschen mit einer chronischen Darmerkrankung leiden auch an Malabsorption und sind infolgedessen unterernährt. In diesem Fall ist ein Vitaminpräparat ratsam; es sollte aber auf jeden Fall frei von Zucker, Stärke und Hefe sein (s. S. 179). So muss jeder Zusatz, wie z.B. Bienenpollen oder Kräuter, sorgfältig geprüft werden, da viele Firmen Molke, Zucker oder Stärke als Füllstoffe oder bindende Substanzen verwenden. Fragen Sie Ihren Apotheker nach den genauen Inhaltsstoffen oder informieren Sie sich bei der Herstellerfirma.

In nördlichen Gebieten sollten im Winter die Vitamine A und D, z.B. Lebertran oder Heilbuttöl, eingenommen werden (5000 IE Vitamin A und 400 IE Vitamin D). Wenn Sie diese Öle nicht in Kapselform vertragen, können Sie sich die Vitamine in wasserlöslicher Form besorgen.

Bei chronischen Darmerkrankungen kommt es häufig zu einer Malabsorption vom Vitamin $B_{12}$. Achten Sie auf einen ausreichenden $B_{12}$-Pegel; wenn nötig, können Sie sich Vitaminspritzen vom Arzt verabreichen lassen. Es gibt Hinweise darauf, dass ein niedrigerer $B_{12}$-Pegel, auch wenn er sich noch im Normbereich befindet, den allgemeinen Gesundheitszustand negativ beeinflussen kann. Sie können auch Vitamintabletten einnehmen, die den gesamten Vitamin-B-Komplex enthalten, also $B_1$, $B_2$, Nicotinamid, $B_6$, Pantothensäure, Folsäure, Biotin und $B_{12}$. Zu viel Folsäure sollte vermieden werden; die empfohlene Menge beträgt 0,1 bis 0,8 mg. Folsäure und $B_{12}$ arbeiten in den Zellen des Körpers im Einklang, daher sollte in der Regel nicht mehr als 0,4 mg Folsäure eingenommen werden. Nur wenn der $B_{12}$-Pegel im höheren Normbereich liegt, wird bis zu 0,8 mg gut vertragen.

Frauen, die an einer Darmerkrankung leiden und die Anti-Baby-Pille nehmen, sollten eine Vitaminergänzung ernsthaft in Erwägung ziehen; besonders der Vitamin-B-Komplex ist zu empfehlen, da einige der Vitamine durch die Antibabypille im Körper dezimiert werden.

Da Vitamin C sich an der Luft oder beim Kochen schnell verflüchtigt, ist die tägliche Einnahme von mindestens 100 mg ratsam. Nehmen Sie derzeit eine größere Menge Vitamin C zu sich, können Sie damit fortfahren, vorausgesetzt, das Vitaminpräparat ist frei von Stärke und Zucker und die höhere Dosis trägt nicht zum Durchfall bei.

Die Autorin ist der Meinung, dass die Einnahme großer Vitaminmengen nicht erforderlich ist; die Diät besitzt selbst einen hohen Nährwert, und Vitaminpräparate sind zur Unterstützung der Genesung nur in Maßen notwendig. Es spricht nichts gegen zusätzliche Mineralien, doch es ist schwierig, ein zufrieden stellendes Präparat zu bekommen. Die Zellen des Körpers benötigen ca. 20 verschiedene Mineralien, die meisten Präparate enthalten aber nur ca. acht. Da Mineralien bei der Resorption durch die Darmzellen miteinander konkurrieren, besteht die Gefahr, dass durch die Einnahme einer kleinen Auswahl an Mineralien das empfindliche Gleichgewicht einer ausgewogenen Ernährung gestört wird. Es empfiehlt sich, bezüglich der wichtigen Mineralien, wie Kalzium, Eisen, Jod und Kalium, Rücksprache mit dem behandelnden Arzt zu halten. Bei einem niedrigen Mineralienspiegel können der Ernährung so lange Mineralien beigefügt werden, bis die Malabsorption korrigiert ist. Mineralien werden im Gegensatz zu Vitaminen nicht durch Luft oder Hitze zerstört, können jedoch im Kochwasser verloren gehen. Sobald die Malabsorption sich gelegt hat, sollte der gute Nährwert der Speziellen Kohlenhydratdiät ausreichend Mineralien liefern.

## Anmerkung:

Die Aufrechterhaltung des richtigen Kalziumspiegels ist besonders bei Babys und Kindern sehr wichtig. Die Babynahrung aus dem Rezeptteil liefert zwar Kalzium, jedoch weniger als in Milch oder Joghurt enthalten ist. Wenn die Babynahrung länger als zwei Wochen gegeben wird, sollte deshalb der Kalziumspiegel im Blut regelmäßig von einem Arzt überprüft werden, der dann möglicherweise ein Kalziumpräparat empfiehlt.

Es ist schwierig, den exakten Bedarf an Vitaminergänzung zu bestimmen. Die folgende Auflistung dient als Richtlinie. Bitte halten Sie Rücksprache mit Ihrem Arzt.

| Kinder | | |
|---|---|---|
| Vitamin A | 5000 IE | |
| Vitamin D | 400 IE | (nicht bei ausreichender Sonneneinstrahlung) |
| Vitamin E | 10-30 IE | |
| Vitamin C | 50 mg | |
| Vitamin $B_1$ | 1,5-5 mg | |
| Vitamin $B_2$ | 1,5-5 mg | |
| Nicotinamid | 10-20 mg | |
| Pantothensäure | 2-5 mg | |
| Vitamin $B_6$ | 2-5 mg | |
| Biotin | 30-100 µg | |
| Folsäure | 0,1-0,3 mg | |
| Vitamin $B_{12}$ | 0,6-3,0 µg | |
| **Erwachsene** | | |
| Vitamin A | 5000 IE | |
| Vitamin D | 400 IE | (nicht bei ausreichender Sonneneinstrahlung) |
| Vitamin E | 100 IE | |
| Vitamin C | 100-500 mg | |
| Vitamin $B_1$ | 10-15 mg | |
| Vitamin $B_2$ | 10-15 mg | |
| Nicotinamid | 25-50 mg | |
| Pantothensäure | 10-15 mg | |
| Vitamin $B_6$ | 10-15 mg | |
| Biotin | 100-200 µg | |
| Folsäure | 0,1-0,5 mg | |
| Vitamin $B_{12}$ | 100-200 µg | |

IE = Internationale Einheiten
mg = Milligramm
µg = Mikrogramm

Tabletten mit dem gesamten Vitamin-B-Komplex sind nicht immer erhältlich. Im Vitamin-B-Komplex sollten mindestens $B_1$, $B_2$, Niacin, Pantothensäure und $B_6$ enthalten sein; $B_1$, $B_2$ und Niacin reichen nicht aus. Es ist ratsam, die fettlöslichen Vitamine (A, D, E) von den anderen Vitaminen getrennt zu besorgen. Die Einnahme von Vitamin D sollte im Sommer nicht fortgeführt werden, es sei denn, die Person hält sich sehr wenig im Freien auf.[22]

[22] Bei bestehender Minderung der Knochendichte sollte Vitamin D unbedingt während des ganzen Jahres eingenommen werden.

Bei der Verordnung der Speziellen Kohlenhydratdiät muss fast mehr Wert auf die Erwähnung der verbotenen als auf die der erlaubten Lebensmittel gelegt werden. Jede Getreidesorte ist strengstens untersagt, u.a. Mais, Hafer, Weizen, Roggen, Reis, Hirse, Buchweizen oder Triticale in Form von Brot, Kuchen, Toast, Zwieback, Kräckern, Keksen, Müsli, Mehl oder Teigwaren (Nudeln, Pizza). Regelmäßig kommen neue Ersatzstoffe für Getreide auf den Markt; einige davon, wie z.B. Amaranth, Quinoa und Baumwollsaat, beinhalten Kohlenhydrate unbekannten Aufbaus und werden bei dieser Diät nicht empfohlen. Jede Art von Getreidekleie ist strengstens verboten, da die schwer verdaubaren Ballaststoffe einen Kohlenhydratüberschuss verursachen, der von den Darmbakterien fermentiert wird. Zudem enthalten viele Sorten Getreidekleie einen großen Stärkeanteil (Van Soest 1981). Weißer Rohrzucker und brauner Zucker sind als Süßungsmittel oder als Zusatz in Süßigkeiten, Torten und anderen Backwaren nicht erlaubt.

Es kann nicht oft genug betont werden, wie strikt die Diät befolgt werden muss. Eine gewissenhafte Einhaltung erfordert Verstand und große Wachsamkeit auf Seiten des Betroffenen – oder der Person, die die Mahlzeiten für den Betroffenen zubereitet. Es ist immer wieder erstaunlich, wie oft es einem Kind trotz bester Beaufsichtigung gelingt, an verbotene (aber begehrte) Lebensmittel zu gelangen. Es ist ebenso erstaunlich, dass viele Eltern trotz aller Warnungen der Meinung sind, eine kleine Menge Süßigkeiten könnten nicht schaden. Aufgrund solcher Überschreitungen wird die Genesung stark verzögert; es ist sinnlos, sich auf die Therapie einzulassen, wenn man nicht bereit ist, sich an deren Grundsätze zu halten.

Viele Menschen setzen die Diät zur Probe für einen Monat an; nach einmonatigem Befolgen der Ernährungsempfehlungen sollte sich bereits eine Besserung zeigen. Die Fortschritte liefern die nötige Ermutigung, die Diät während der erforderlichen Zeit einzuhalten. Es wird empfohlen, für diesen ersten Monat eine Tabelle zu führen. Tragen Sie oben auf einem Blatt in Spalten die Symptome Ihres Zustands ein, z.B. Blähungen, Durchfall oder Albträume, auf der linken Seite sollten Spalten mit den jeweiligen Monatstagen stehen. Hängen Sie die Tabelle an einem geeigneten Ort auf, am besten in der Küche, und füllen Sie sie am Ende eines jeden Tages aus; z.B. könnte die Vier ein häufiges Auftreten von Blähungen bezeichnen, bei einer Verbesserung am nächsten Tag können Sie dann eine Drei eintragen. Am Ende des Monats können die Fortschritte ausgewertet werden, und Sie können festsetzen, die Diät – je nach Genesungsdauer – ein Jahr oder länger weiterzuführen.

Sind nach der einmonatigen Probezeit keine Erfolge zu erkennen, funktioniert diese Diät bei Ihnen wahrscheinlich nicht. Es ist nun Ihre Entscheidung und hängt natürlich von Ihrer allgemeinen Verfassung ab, ob Sie die alte Ernährungsweise wieder aufnehmen oder sich weiter an die Spezielle Kohlenhydratdiät halten.

Wenn die Symptome, wie Durchfall und Krämpfe, zu Beginn der Therapie noch stark auftreten, sollte die im Folgenden aufgeführte Ernährungsempfehlung ca. fünf Tage lang befolgt werden. In anderen Fällen sind ein bis zwei Tage dieser einfachen Kost ausreichend. Die Menge der Nahrungsmittel bestimmt der Appetit; es besteht keine quantitative Einschränkung.

**Frühstück**

laktosefreier Quark (s. S. 178)
Eier (gekocht, pochiert, Rührei; bei sehr starkem Durchfall meiden)
Apfel- oder Traubenschorle
selbst gemachter Wackelpudding aus Saft, ungesüßter Gelatine und Süßstoff

**Mittagessen**

selbst gemachte Hühnersuppe (s. S. 70)
selbst gemachte Frikadellen aus reinem Rinderhack oder gekochter Fisch
Käsekuchen (s. S. 134), ohne Zitronenschale, in puddingartiger Konsistenz
selbst gemachter Wackelpudding

**Abendessen**

Variationen oben genannter Speisen und Getränke

Wenn bekannt ist, dass ein Nahrungsmittel der Diät eine anaphylaktische (schwere allergische) Reaktion auslöst, muss es dauerhaft vom Speiseplan gestrichen werden. Haben Sie in der Vergangenheit eines der erlaubten Lebensmittel nicht vertragen, meiden Sie es für eine kurze Zeit (ca. eine Woche) und versuchen Sie es dann – in kleinen Portionen – erneut. Verursacht es noch immer Probleme, lassen Sie es weg.

Sobald Durchfall und Krämpfe nachlassen, können gekochte Früchte, Bananen sowie Möhren und andere Gemüse probiert werden. Sollten diese Nahrungsmittel zusätzliche Blähungen oder Durchfall verursachen, verzichten Sie zunächst darauf. Wenn das Befinden sich bessert, können die restlichen erlaubten Lebensmittel eingeführt werden. Verwenden Sie kein Gemüse der Kohlfamilie, bis der Durchfall nicht erheblich nachgelassen hat. Nach ca. drei Monaten können der Kost langsam getrocknete Hülsenfrüchte beigefügt werden.

In den meisten Fällen zeigt sich eine Besserung innerhalb der ersten drei Wochen nach Beginn der Therapie, und in der Regel hält der Fortschritt an. Im zweiten oder dritten Monat kann gelegentlich ein Rückschlag erfolgen – sogar wenn die Diät ordnungsgemäß befolgt wurde. Dafür gibt es oftmals keinen ersichtlichen Grund; manchmal kann eine Atemwegsinfektion die Ursache sein. Lassen Sie sich davon nicht entmutigen! Sobald der erste Rückfall überwunden ist, verläuft die Besserung im Allgemeinen mit nur gelegentlichen, kleinen Rückschlägen im Verlauf des ersten Jahres.

In vielen Fällen scheinen Zöliakie, Reizkolon und Divertikulitis bereits nach einem Jahr geheilt zu sein. Bei anderen Krankheiten, z.B. Morbus Crohn und Colitis ulcerosa, dauert die Genesung viel länger (mindestens zwei Jahre). Im Allgemeinen lässt sich sagen, dass die Diät nach Abklingen der letzten Symptome noch ein Jahr lang eingehalten werden sollte.

Nach diesem Jahr sollten Sie ein verbotenes Lebensmittel nach dem anderen mit in die Ernährung aufnehmen. Es ist ratsam, nur ein Lebensmittel pro Woche hinzuzufügen; beginnen Sie dabei mit kleinen Portionen und steigern Sie diese im Laufe der Woche. In der Woche darauf kann das nächste Lebensmittel hinzukommen. Wird die neu aufgenommene Kost gut vertragen, können Sie entscheiden, ob Sie zu einer normalen Ernährungsweise zurückkehren möchten. Sollten die Symptome nach der Einnahme verbotener Lebensmittel wieder auftreten, behalten Sie besser die Spezielle Kohlenhydratdiät bei.

Es ist empfehlenswert, auch nach Beendigung der Speziellen Kohlenhydratdiät auf größere Mengen Zucker und Weißmehl zu verzichten. Diese Nahrungsmittel besitzen nur wenig Nährstoffe, versorgen das Immunsystem nicht ausreichend und machen den Organismus anfälliger für Darminfektionen. Wir behielten die Diät für unser Kind sieben Jahre lang bei, obwohl die Symptome schon Ende des zweiten Jahres verschwunden waren; wir fanden Gefallen an dieser Ernährungsweise und wollten Vorsicht walten lassen. Da Dr. Haas zwei Jahre nach dem Beginn der Diät unserer Tochter verstorben war, wussten wir nicht, wann die Diät abgesetzt werden sollte. Wir erkannten jedoch den hohen Nährwert und beschlossen, kein zu frühes Absetzen zu riskieren.

Kapitel 8

# Die Spezielle Kohlenhydratdiät

### Zulässige Proteine (Fleisch, Fisch, Milchprodukte etc.)

- frisches oder tiefgefrorenes Rindfleisch, Lamm, Schweinefleisch, Geflügel, Fisch (einschließlich Meeresfrüchte)
- Eier
- Käse (s. S. 177), selbst gemachter Joghurt (s. S. 171), laktosefreier Quark (s. S. 178)
- Dosenfisch (in Öl oder Wasser)

### Verbotene Proteine

- verarbeitete Fleischwaren wie Würstchen, Salami, Geflügelwurst, Schinken, Dosenfleisch
- panierter Fisch, Dosenfisch in Soße
- Verschiedene Käseprodukte (s. S. 178)
- geräucherte Fleisch- oder Fischwaren (es sei denn, es wurde zu keinem Zeitpunkt des Räucherprozesses Zucker beigefügt)

Die meisten geräucherten Fleischwaren enthalten eine große Menge Raffinadezucker und sind daher unzulässig. Geräuchertes Fleisch oder geräucherter Fisch ohne Zuckerzusätze können verzehrt werden. Wenn geräuchertes Fleisch ohne Zuckerzusatz nicht erhältlich ist, kann stattdessen einmal die Woche normaler geräucherter Schinken, scharf angebraten, verzehrt werden.

Die meisten Fleischwaren sind nicht erlaubt, da sie Stärke, Molkepulver, Laktose oder andere Poly- oder Disaccharide enthalten. Gelegentlich werden Würstchen oder andere Fleischwaren ohne diese Zusätze angeboten; in diesem Fall können sie in die Ernährung aufgenommen werden.

### Erlaubte Gemüsesorten und Hülsenfrüchte

Frisches oder tiefgefrorenes Gemüse ist zulässig, solange es keine Zucker- oder Stärkezusätze enthält. Dosengemüse ist nicht gestattet.

- getrocknete weiße Bohnen und Linsen (nach Anleitung im Rezeptteil zubereitet), Limabohnen (getrocknet und frisch)
- Artischocken, Auberginen, Blumenkohl, Brechbohnen, Brokkoli, Brunnenkresse, Erbsen, grüne Bohnen, Gurken, Grünkohl, Knoblauch, Kohl, Kürbis, Möhren, Paprikaschoten (grün, gelb, rot), Petersilie, Pilze, Rosenkohl, rote Beete, Rüben, Salat, Sellerie, Spargel, Spinat, Tomaten, Zucchini, Zwiebeln

Rohes Gemüse eignet sich gut als Snack, solange der Durchfall nicht akut ist.

### Unzulässige Gemüsesorten und Hülsenfrüchte

- alle Getreidesorten, z.B. Weizen, Gerste, Mais, Roggen, Hafer, Reis, Buchweizen, Hirse, Triticale, Bulgur, Dinkel etc.
- aus diesen Getreidesorten hergestelltes Mehl oder Brot
- Kartoffeln, Süßkartoffeln, Jamswurzel, Pastinaken
- Kichererbsen, Bohnensprossen, Sojabohnen, Mungobohnen
- Kohlrabi
- Amaranth, Quinoa, Baumwollsaat (Getreideersatz)
- Weizenkeime
- Seetang

**Achtung:** Viele Lebensmittel aus anderen Ländern, wie z.B. Couscous, enthalten getreideähnliche Substanzen, die vermieden werden müssen.

### Erlaubte Früchte

Frisches, rohes, gekochtes, tiefgefrorenes oder getrocknetes Obst ohne Zuckerzusatz kann verzehrt werden. Dosenobst ist nur zulässig, wenn es im eigenen Saft konserviert wurde und keine Zuckerzusätze enthält. Beim Einkochen von Obst nur Honig oder Saccharin verwenden. Saccharin ist der einzige erlaubte Süßstoff.

- Äpfel, Aprikosen, frische Ananas (getrocknete Ananas nur ohne Zuckerzusatz), Avocados, reife Bananen, jede Art von Beeren, Birnen, Datteln (ohne Zucker- oder Sirupzusatz), Grapefruit, Kirschen, Kiwis, frische Kokosnuss, ungesüßte Kokosraspeln, Kumquat, Limonen, Mandarinen, Mangos, Melonen, Nektarinen, Orangen, Papayas, Pfirsiche, Rhabarber, Rosinen (möglichst dunkel), Trauben, Zwetschgen, Zitronen

Manche Menschen reagieren auf Sulfit allergisch und sollten getrocknetes Obst mit diesem Inhaltsstoff meiden. Wenn keine Sulfitunverträglichkeit vorliegt, können getrocknete Früchte gelegentlich verzehrt werden.

Getrocknete Bananen dürfen nicht verzehrt werden, wenn sie mit Zucker oder Sirup glasiert sind.

### Erlaubte Nüsse (mit oder ohne Schale)

- ungeröstete Cashews, Esskastanien, Haselnüsse, Mandeln, Paranüsse, Pekannüsse, Walnüsse
- Erdnussbutter ohne Zusätze

Esskastanien sollten erst probiert werden, wenn alle Symptome abgeklungen sind. Sie sollten gut eingeweicht und weich gekocht werden. Geröstete Esskastanien und Esskastanienmehl sind nicht erlaubt.

In der Schale geröstete Erdnüsse können nach sechs Monaten oder nach Abklingen des Durchfalls vorsichtig getestet werden. Vermeiden Sie geschälte Erdnüsse, da diese oft Stärkezusätze enthalten. Salzige Nussmischungen sind nicht gestattet, da sie beim Rösten meistens mit einer Stärkeschicht überzogen wurden.

**Anmerkung:** Verwenden Sie bis zum Abklingen des Durchfalls nur gemahlene Nüsse. Danach können Sie auch ganze Nüsse genießen. Gut kauen!

### Erlaubte Getränke

**Säfte:**

- Tomaten- und Gemüsesaft (nur gesalzen)
- frisch gepresste Gemüsesäfte der erlaubten Gemüsesorten
- Apfel-, Trauben-, Ananas-, Orangen- und Grapefruitsaft (s. S. 168)

Meiden Sie morgens Orangensaft, solange der Durchfall noch akut ist. Orangensaft, am Morgen getrunken, verschlimmert den Durchfall, scheint später am Tag jedoch gut vertragen zu werden.

### Weitere Getränke

- Milchshakes aus selbst gemachtem Joghurt und Früchten (mit Honig oder Saccharin gesüßt)
- Pfefferminztee (einige andere Kräutertees können abführend wirken)
- schwacher Tee oder sehr schwacher Kaffee ohne Milch oder Sahne

### Verbotene Getränke

- jede Art von Milch und Trockenmilchpulver
- im Handel erhältliche Milchprodukte, wie Kefir, Buttermilch, saure Sahne oder Joghurt (nur als Starter für selbst gemachten Joghurt)
- mit Enzymen behandelte oder versetzte Milch
- Sojamilch
- Instanttee oder -kaffee
- Kaffeeersatz (die meisten Sorten enthalten nicht erlaubtes Malz)

### Erlaubte Süßwaren

Im Rahmen der Speziellen Kohlenhydratdiät muss nicht auf Süßwaren verzichtet werden. Mit Honig, Nüssen und Trockenobst können die herrlichsten Kuchen, Kekse, Muffins und Süßigkeiten hergestellt werden.

## Weitere Hinweise:

- Im Gegensatz zu anderen Getreideprodukten dürfen aus Getreide gefertigte Speiseöle verwendet werden, so z. B. Maiskeim-, oder Sojaöl. Zum Kochen oder für Salatsoßen eignen sich auch Sonnenblumen-, Färberdistel- oder das besonders zu empfehlende Olivenöl.
- Soßen können mit pürierten Zwiebeln oder selbst gemachter Mayonnaise (s. S. 90) eingedickt werden.
- Bei der Zubereitung von Desserts mit Gelatine sollte geschmacklose Gelatine verwendet werden.
- Der Verzehr von Senf ist gestattet. Nehmen Sie einfachen, scharfen Senf, da dieser keine unerlaubten Zutaten (z. B. Zucker) enthält.
- Eingelegte Gurken und Oliven ohne Zuckerzusatz können verzehrt werden; lesen Sie die Etiketten sehr genau.
- Die Verwendung von Apfel- und Weißweinessig ist zulässig. Einige Essigsorten enthalten Zucker und müssen deshalb gemieden werden.
- Zuckerfreie nichtalkoholische Getränke, wie z. B. Limonade, dürfen gelegentlich genossen werden. Mit anderen Süßstoffen als Saccharin versetzte Getränke können Laktose enthalten und sollten möglichst gemieden werden; ist keine andere Limonade erhältlich, ist ein Glas pro Woche jedoch erlaubt. Mit Saccharin gesüßte Getränke sind ca. zwei- bis dreimal in der Woche gestattet. Getränke, die Fruktose und/oder Glukose beinhalten, sollten nicht verwendet werden (s. S. 179).
- Verwenden Sie Butter statt Margarine, da diese häufig Joghurt und/oder Molke enthält.
- Alle Gewürze sind erlaubt. Meiden Sie jedoch Gewürzmischungen, wie z. B. Curry- oder Zimtmischungen.
- Zwiebeln und Knoblauch in Pulverform enthalten oft Stärke, daher sollten Sie beides nur frisch verwenden.
- Kokosnuss- und Mandelmilch können nach sechs Monaten ausprobiert werden.
- Nudeln und Pizzaböden sind aus Getreide hergestellt und somit verboten. Ein Ersatz für Spaghetti und Pizza befindet sich im Rezeptteil.
- Mais-, Pfeilwurzel-, Tapioka-, Sago- oder andere Arten von Speisestärke sind unzulässig.

- Meiden Sie Schokolade und Produkte, die Johannisbrotkernmehl enthalten.
- Brühe oder Fertigsuppen sind verboten.
- Verzichten Sie auf Lebensmittel, die raffinierten Zucker beinhalten (s. S. 178 ff.).
- Agar Agar und Carrageen sind nicht gestattet.
- Bei der Herstellung von Marmeladen und Gelees darf kein Pektin benutzt werden.
- Ketchup enthält ca. 40 Prozent Zucker und muss daher gemieden werden. Bereiten Sie Ihr Ketchup stattdessen selbst zu (s. S. 78).
- Nur selbst gemachte Eiscreme ist gestattet (s. S. 148). Im Handel erhältliche Eiscreme hat einen sehr hohen Zucker- und Laktoseanteil; sogar die mit Honig hergestellten Eissorten enthalten viel Laktose.
- Zuckerrüben-, Mais- oder Ahornsirup sind unzulässig.
- Nehmen Sie aus Bohnen oder Linsen hergestelltes Mehl nur in kleinen Mengen; die Hülsenfrüchte müssen vor dem Mahlen eingeweicht werden und gut abtropfen. Wenn Sie für Kuchen weniger gemahlene Nüsse verwenden wollen, können Sie den Teig mit eingeweichten und gekochten weißen Bohnen (s. S. 96) strecken.
- Backpulver ist nicht gestattet und kann mit Natron ersetzt werden.
- Verzehren Sie Samen jeglicher Art erst drei Monate nach Abklingen der letzten Symptome; testen Sie die Samen erst vorsichtig an.
- Ricotta, Mozzarella und der süßliche Braunkäse Gjetost sind nicht erlaubt (Erlaubte Sorten s. S. 177). Viele Medikamente weisen unerlaubte Zuckerzusätze auf (z. B. Laktose, Rohrzucker). Fragen Sie Ihren Apotheker, ob er diese Zusätze durch Fruktose oder Dextrose ersetzen oder Ihnen alternativ ein anderes Produkt empfehlen kann.
- Meiden Sie Fruktose- und Glukosesirup sowie Fruktose-, Glukose- oder Dextrosepulver.
- Auf Produkte, die FOS (Fruktooligosaccharide) enthalten, muss verzichtet werden. Diese Form von Stärke (Inulin) kann nützliche, aber auch schädliche Bakterien nähren und die positive Wirkung der Diät so zunichte machen.

Vorsicht bei Präparaten, die nützliche Bakterien beinhalten – sie weisen oft weitere Zusätze auf. Laktose- oder molkehaltige Produkte sind mit FOS-versetzten Präparaten vorzuziehen.

**Erlaubte alkoholische Getränke**

- trockener Wein
- gelegentlich Gin, Korn, Whisky (Scotch und Bourbon), Wodka

Bevorzugen Sie lieblichen Wein, können Sie trockenen Wein mit Saccharin oder Honig süßen. Sodawasser zum Verlängern der Getränke ist unbedenklich.

**Unzulässige alkoholische Getränke**

- Bier
- Sherry, Kräuterlikör, Fruchtlikör, Weinbrand

Das im Folgenden aufgeführte Tagesmenü soll Ihnen eine Vorstellung davon vermitteln, wie die Spezielle Kohlenhydratdiät praktisch angewandt werden kann. Die Menge der Lebensmittel hängt ganz vom Appetit ab.

**Frühstück**

Bratapfel, nach Belieben mit Honig gesüßt und mit Zimt verfeinert (s. S. 145)
Rührei
selbst gemachte Nussmuffins (s. S. 123) mit Butter und selbst gemachter Marmelade (s. S. 162)
schwacher Kaffee, Tee, Trauben- oder Apfelsaft

**Mittagessen**

Thunfischsalat, mit selbst gemachter Mayonnaise zubereitet (s. S. 90), auf einem Salatbett serviert, mit Oliven und eingelegten Gurken garniert
Käsescheiben (z.B. Cheddar)
selbst gemachter Kürbiskuchen (s. S. 157) mit oder ohne Boden
Piña Colada (s. S. 168)

**Abendessen**

selbst gemachte Spaghettisoße mit Hackfleisch, Zwiebeln, Knoblauch, Gewürzen, passierten Tomaten (s. S. 111); auf gekochten Bohnen oder zu Spaghettikürbis (s. S. 111)
selbst gemachter Krautsalat mit selbst gemachter Mayonnaise oder Öl und Essig
Erbsen und Möhren mit Butter
frisches Obst oder Käsekuchen (s. S. 134)
Tee

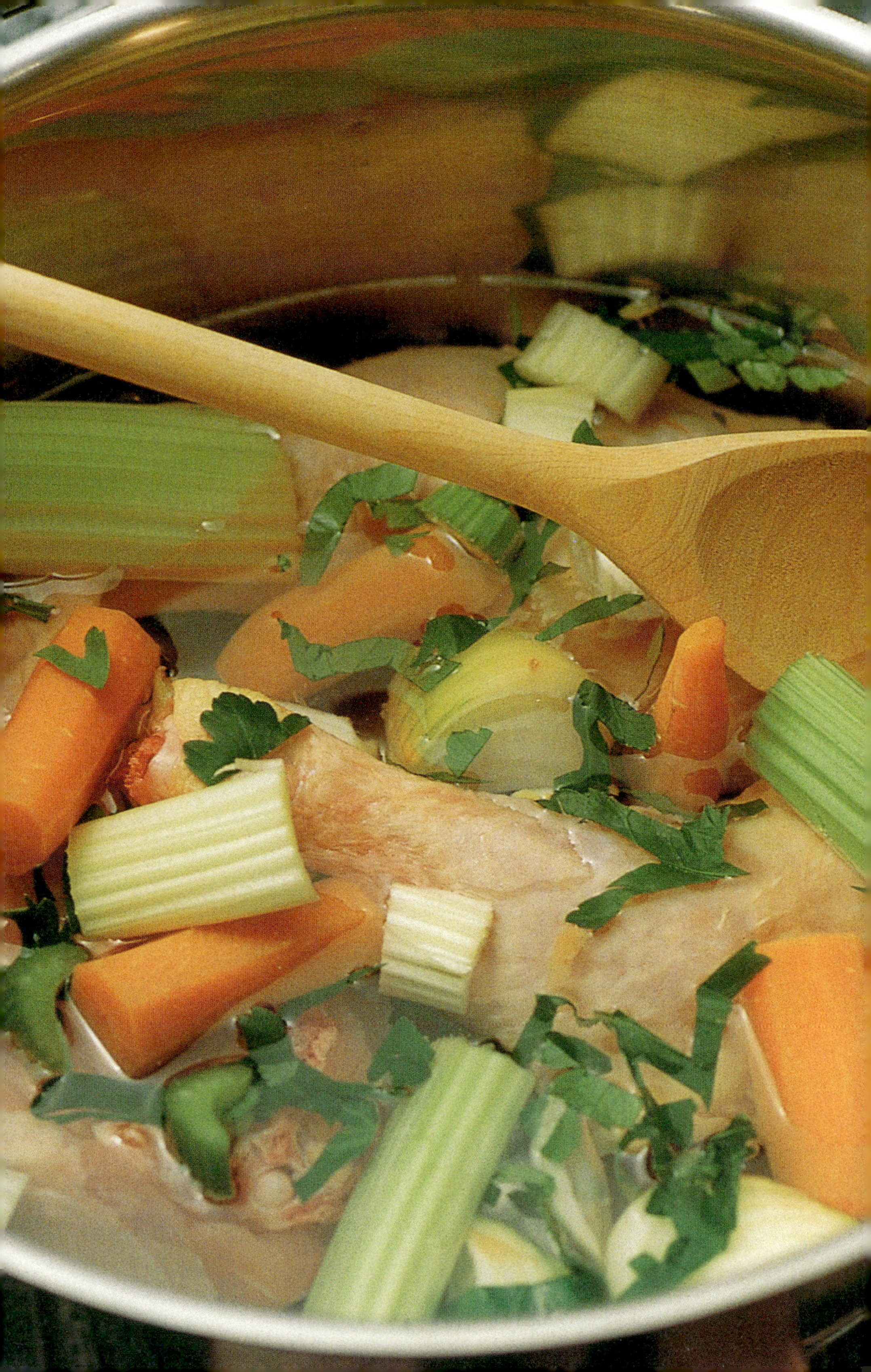

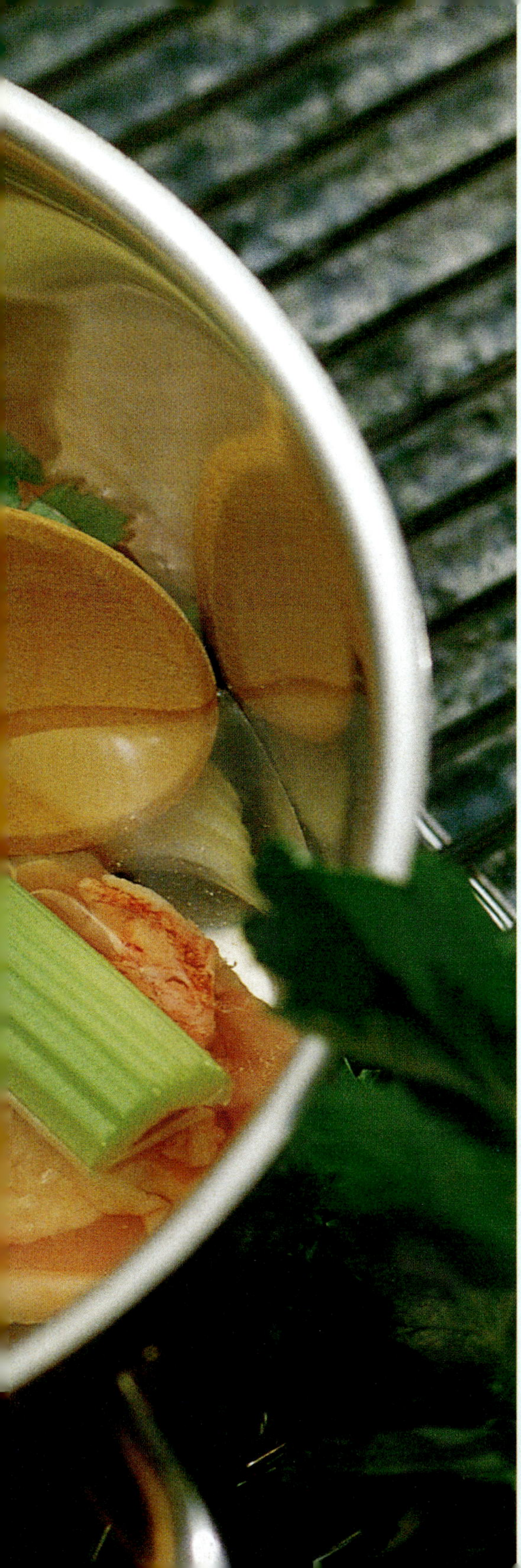

# Vorspeisen, Suppen und Soßen

# Apfel-Rosinen-Erdnussbutter-Aufstrich

## Zutaten

| | |
|---|---|
| *150 g* | *Erdnussbutter (ohne Zusatzstoffe)* |
| *1/2* | *Apfel* |
| *50 g* | *Rosinen* |
| *1/2 TL* | *Zimt* |
| | *evtl. Apfelsaft zum Verdünnen* |

## Zubereitung

- Den halben Apfel ungeschält würfeln. Die Erdnussbutter mit den Apfelstücken, den Rosinen und dem Zimt in einer kleinen Schüssel verrühren.
- Sollte der Aufstrich zu steif sein, etwas Apfelsaft hinzufügen und das Ganze gut vermischen.

### Tipp

- *Dieser Aufstrich lässt sich gut mit Käsescheiben (z. B. Cheddar) kombinieren und kann auch als Dip verwendet werden.*

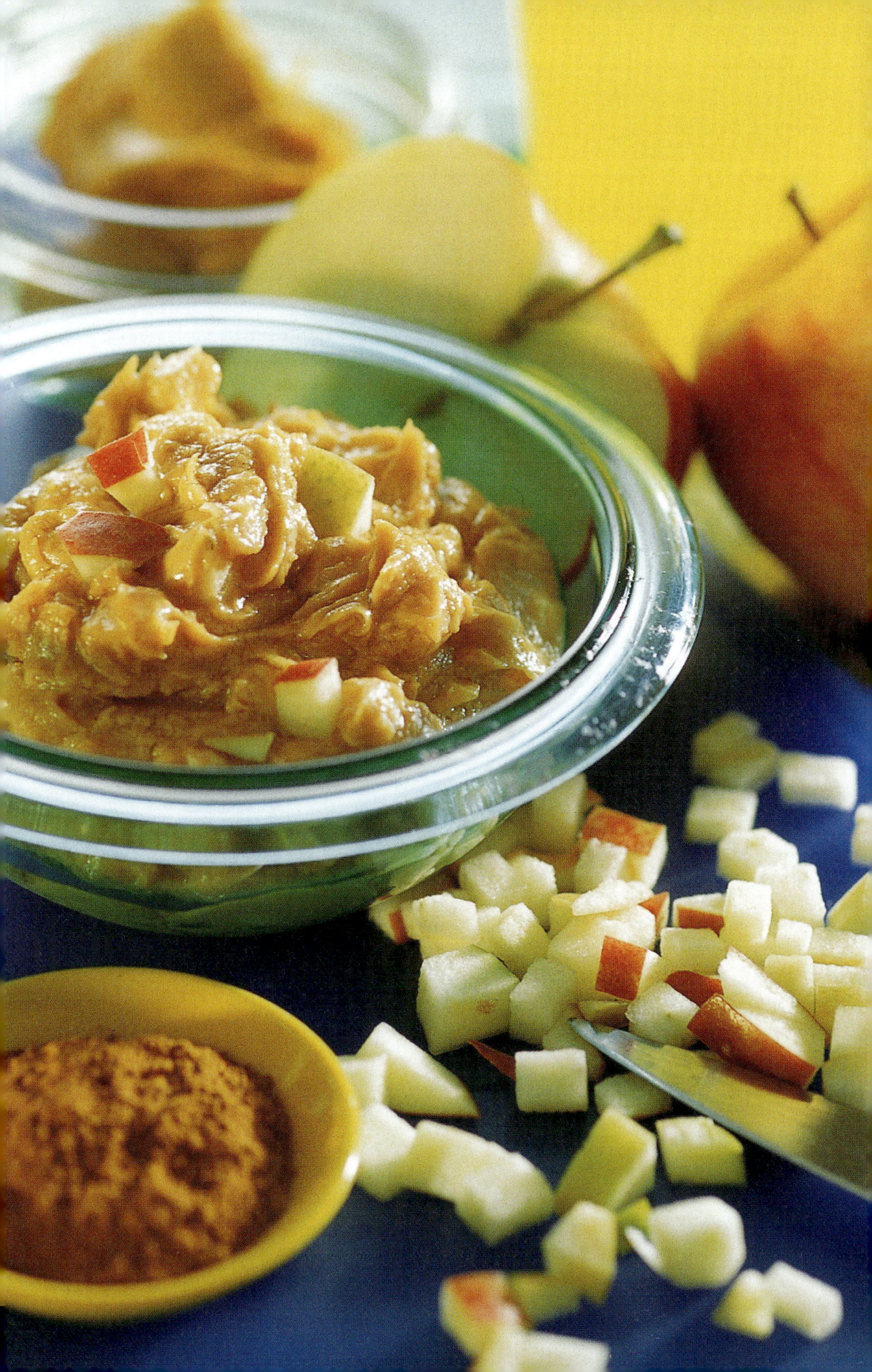

# Party-Käse-Dip

## Zutaten

| | |
|---|---|
| *40 g* | *weiche Butter* |
| *1/4 TL* | *Senfpulver* |
| *100 ml* | *Apfelsaft oder trockener Weißwein* |
| *150 g* | *geriebener Cheddar* |
| | *Obst (Äpfel, Birnen) oder rohes Gemüse* |

## Zubereitung

- Die Butter mit dem Handrührgerät schaumig schlagen. Das Senfpulver und den Apfelsaft unterrühren. Den geriebenen Käse hinzufügen und das Ganze vermischen. Über Nacht im Kühlschrank durchziehen lassen.
- Den Dip 1/2-1 Stunde vor dem Servieren aus dem Kühlschrank nehmen. Mit Obst oder Gemüse reichen.

# Leberpastete

## Zutaten

| | |
|---|---|
| *450 g* | *Leber (Huhn oder Kalb)* |
| *10 g* | *Butter* |
| *100 ml* | *selbst gemachte Mayonnaise (s. S. 90)* |
| *1* | *kleine Zwiebel* |
| | *Salz, Pfeffer* |

## Zubereitung

- Die Leber von beiden Seiten in Butter goldbraun anbraten. Abkühlen lassen und würfeln. Die Zwiebel würfeln. Dann die Leber, die Mayonnaise und die Zwiebel in einer Küchenmaschine oder im Mixer zu einer sämigen Masse verrühren. Achtung: Wird ein Mixer verwendet, die Mayonnaise zuerst hineingeben, damit sich die Klingen besser drehen.
- Das Ganze mit Salz und Pfeffer abschmecken.

### Tipp

- *Die Leberpastete kann auf Sellerieschnitzeln, Salatblättern, als Dip oder als Vorspeise auf Käseecken serviert werden.*

# Tomatencremesuppe

## Zutaten

| | |
|---|---|
| *500 g* | *passierte Tomaten* |
| *200 ml* | *selbst gemachter Joghurt (s. S. 171)* |
| | *flüssiger Honig oder Saccharin* |
| | *Salz, Pfeffer* |

## Zubereitung

- Ein Viertel der passierten Tomaten gut mit dem Joghurt verrühren. Die restlichen Tomaten langsam einrühren. Unter gelegentlichem Umrühren bei geringer Hitze (oder in einem Topf mit Dämpfeinsatz/im Wasserbad) erhitzen.
- Mit Salz, Pfeffer und Saccharin abschmecken.

# Gazpacho (Kalte Tomatensuppe)

## Zutaten

| | |
|---|---|
| 3 | Tomaten |
| 1 | grüne Paprikaschote |
| 1 | kleine Zwiebel |
| 150 g | Gurke |
| 1 l | passierte Tomaten (frisch oder aus der Dose) |
| 2 EL | Zitronensaft |
| 2 EL | Limettensaft (nach Belieben) |
| 2 EL | Weißweinessig |
| 1 TL | Estragon (nach Belieben) |
| 2 EL | Olivenöl |
| 1 | zerdrückte Knoblauchzehe |
| | Salz, Pfeffer |
| 1 | hart gekochtes Eigelb |
| 1 TL | gehacktes frisches Basilikum |
| 2 TL | gehackte frische Petersilie |

## Zubereitung

- Die Tomaten und die Paprikaschote waschen und ebenso wie die Zwiebel fein würfeln. Die Gurke schälen und würfeln. Alles gründlich mit den passierten Tomaten, dem Zitronensaft, dem Essig, dem Öl, dem Knoblauch und den Kräutern vermengen. Das Ganze mit Salz und Pfeffer abschmecken.
- Die Suppe vor dem Servieren mindestens 2 Stunden kühl stellen. Das Eigelb hacken und nach Belieben mit der Petersilie als Garnierung verwenden.

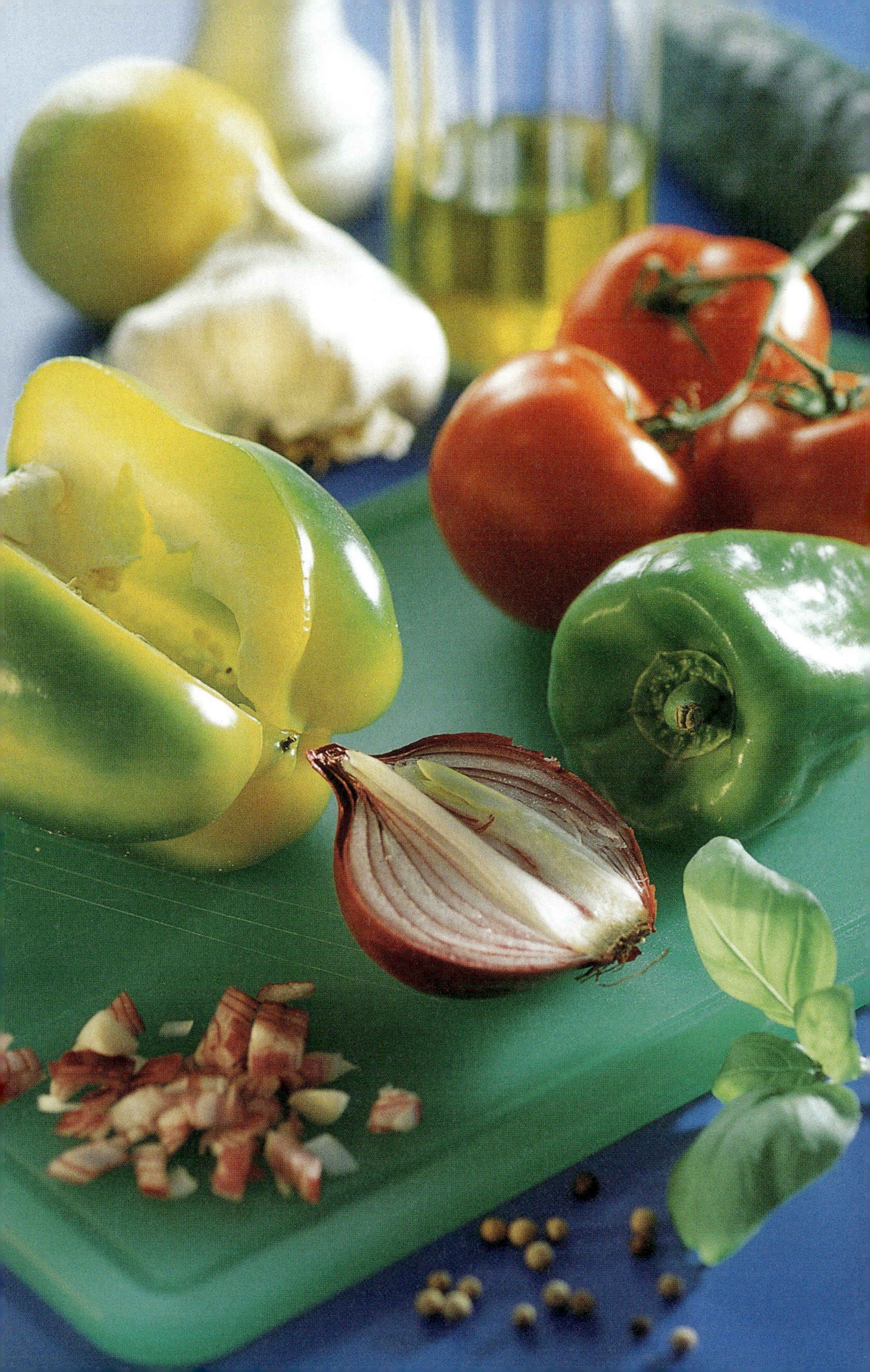

# Möhrensuppe

## Zutaten

| | |
|---|---|
| 1 l | selbst gemachte Hühnerbrühe |
| 1 kg | Möhren |
| 3–4 EL | Butter |
| 100 g | Zwiebel |
| 2 | kleine zerdrückte Knoblauchzehen |
| 50 g | gehackte Mandeln |
| 250 g | selbst gemachter Joghurt (s. S. 171) |
| | Salz |
| | Kresse und frische Petersilie oder gehackte geröstete Nüsse zum Garnieren |

## Zubereitung

- Die Möhren schälen, der Länge nach vierteln und in der Hühnerbrühe 12-15 Minuten garen. Das Ganze abkühlen lassen. Die Zwiebel fein würfeln und mit dem Knoblauch und den Mandeln in Butter anrösten. Zwiebel und Knoblauch glasig, aber nicht braun werden lassen.
- Die geröstete Mischung mit dem Joghurt zur Hühnerbrühe geben und alles mit dem Pürierstab oder im Mixer pürieren. Mit Salz abschmecken und nach Geschmack würzen.
- In einem Topf mit Dämpfeinsatz oder im Wasserbad langsam erhitzen oder kalt servieren. Nach Belieben mit gerösteten Nüssen, Petersilie oder Kresse garnieren.

### Gewürzvariationen

- *1 Prise Muskatnuss, 1/2 TL Minze, 1 Prise Zimt*
- *1/2–1 TL Thymian, 1/2–1 TL Majoran, 1/2–1 TL Basilikum*
- *1 TL geriebener, in Butter gerösteter Ingwer*

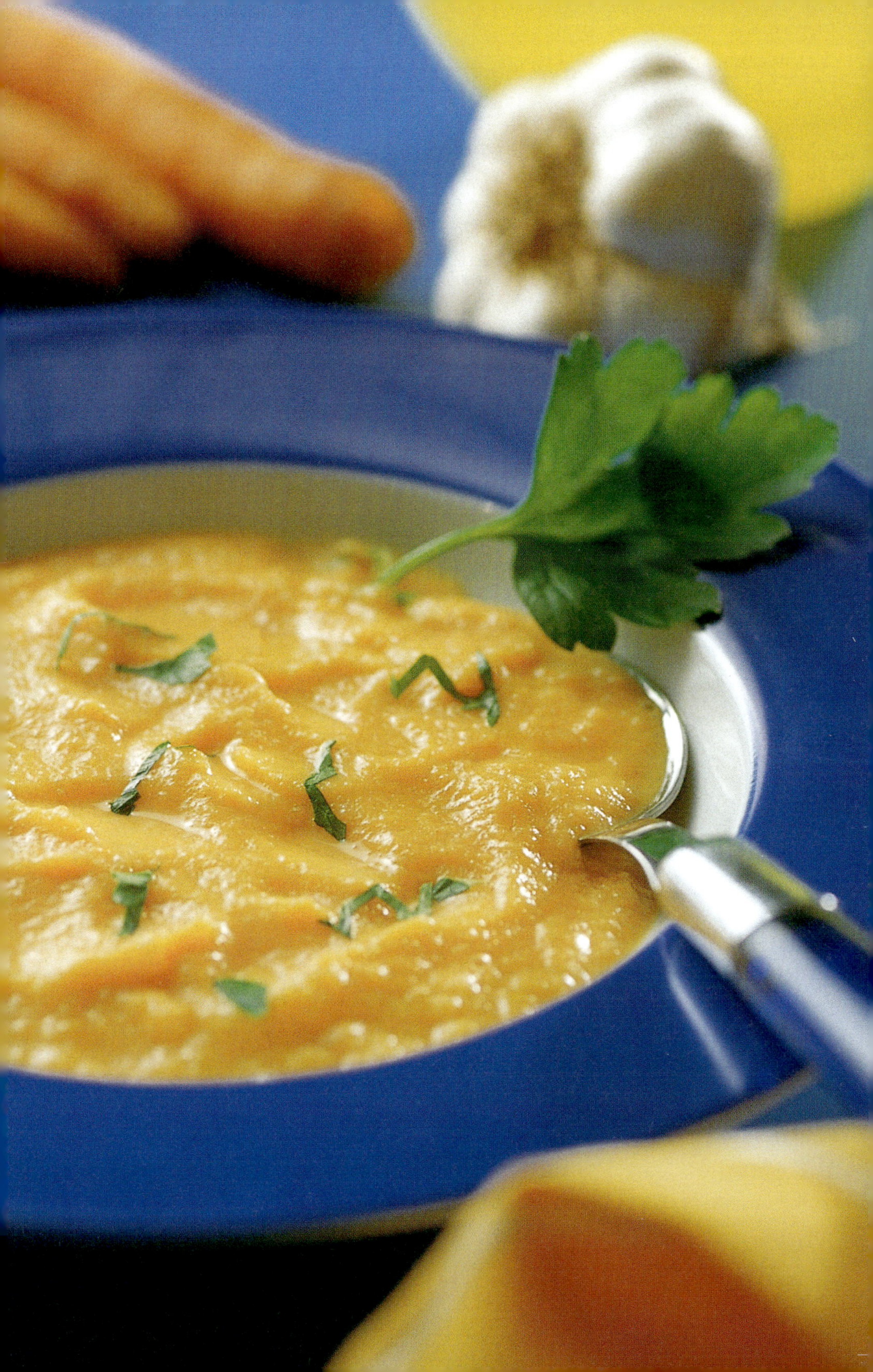

# Hühnersuppe

## Zutaten

| | |
|---|---|
| 5 | *Selleriestangen* |
| 10 | *Möhren* |
| 2 | *große Zwiebeln* |
| | *ausreichend Hühnchenteile, um einen großen Topf zur Hälfte zu füllen (besonders Hühnchenschenkel ergeben eine schmackhafte Suppe)* |
| 1 EL | *gehackte frische Petersilie* |
| | *Salz* |

## Zubereitung

- Die Selleriestangen waschen und putzen, die Möhren schälen. Das Gemüse mit den Zwiebeln, den Hühnchenteilen und der Petersilie in einen großen Topf geben. Drei Viertel des Topfes mit Wasser füllen. Salz hinzufügen, das Ganze aufkochen und bei geringer Hitze 4 Stunden köcheln lassen.
- Die Brühe durch ein Sieb gießen, dann die oberste Fettschicht abschöpfen. Das Gemüse mit dem Pürierstab pürieren und zur Brühe geben. Die Haut vom Fleisch entfernen und die Knochen ablösen. Das Fleisch zur Suppe geben.

### Achtung

- Zu Beginn der Diät nur Möhren in die Suppe geben, da die faserhaltigen Bestandteile von Zwiebeln, Sellerie und Petersilie Probleme bereiten könnten.

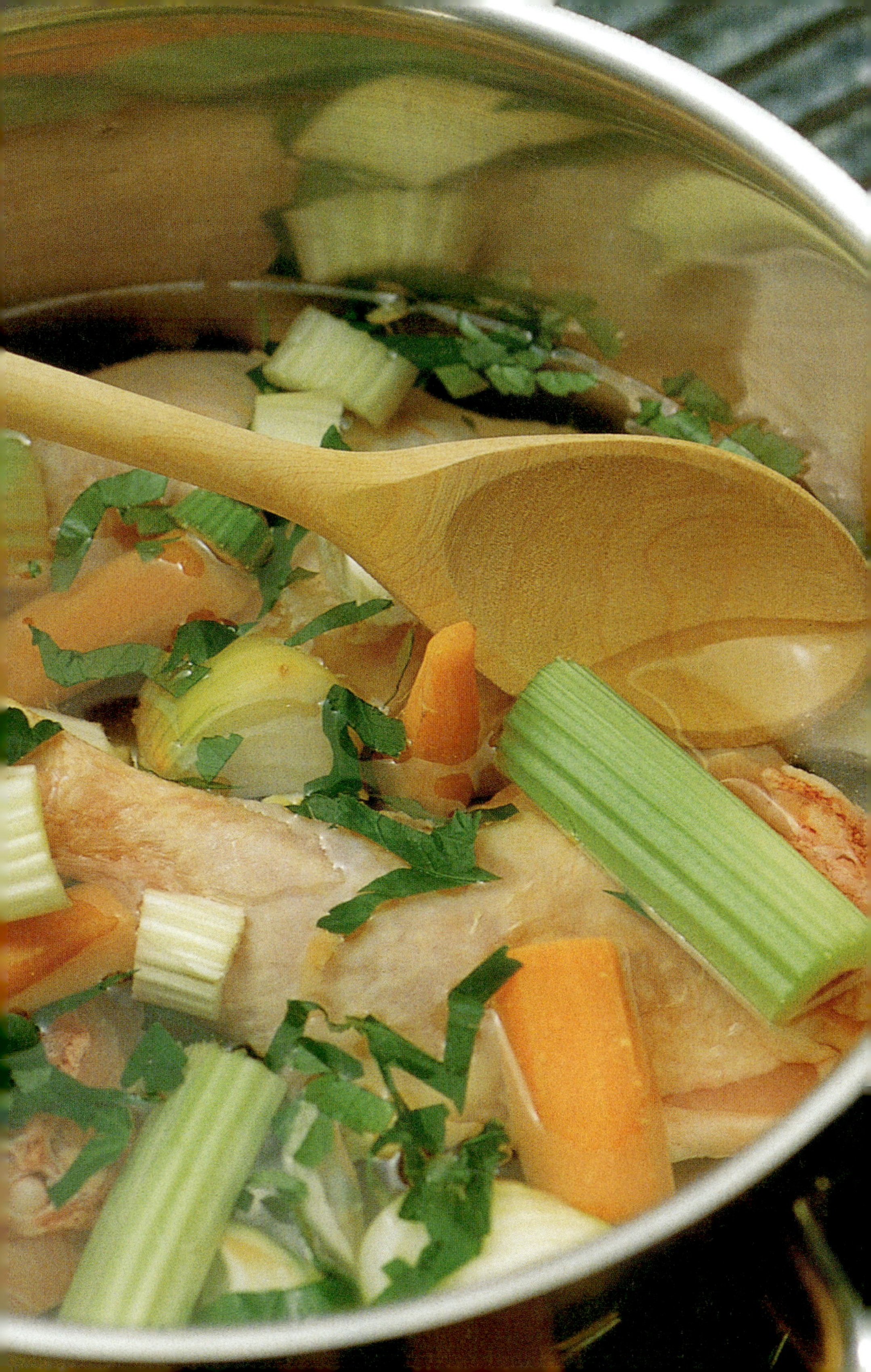

# Herzhafte Gemüsesuppe

## Zutaten

| | |
|---|---|
| 100 g | Zwiebel |
| 50 g | Kohl |
| 2 | Selleriestangen |
| 2 | Möhren |
| 500 g | passierte Tomaten oder einige frische Tomaten |
| 500 ml | selbst gemachte Hühner- oder Rinderbrühe oder 1 l Wasser und 450 g Rinderknochen oder 350 g Suppenfleisch |
| 2 EL | Pflanzenöl oder Butter Lorbeerblatt |
| | getrocknetes Basilikum |
| | Salz, Pfeffer |

## Zubereitung

- Die Zwiebel fein würfeln. Die Kohlblätter waschen, die Selleriestangen waschen und putzen und beides in dünne Streifen schneiden. Die Möhren schälen und würfeln. Frische Tomaten waschen und würfeln.
- Zwiebeln und Möhren in einem Topf in Öl oder Butter andünsten. Die Brühe, die Gewürze und die restlichen Zutaten hinzufügen und das Ganze aufkochen und bei geringer Hitze 2 Stunden köcheln lassen. Bei Verwendung von Rinderknochen oder Suppenfleisch beträgt die Garzeit 3–4 Stunden.

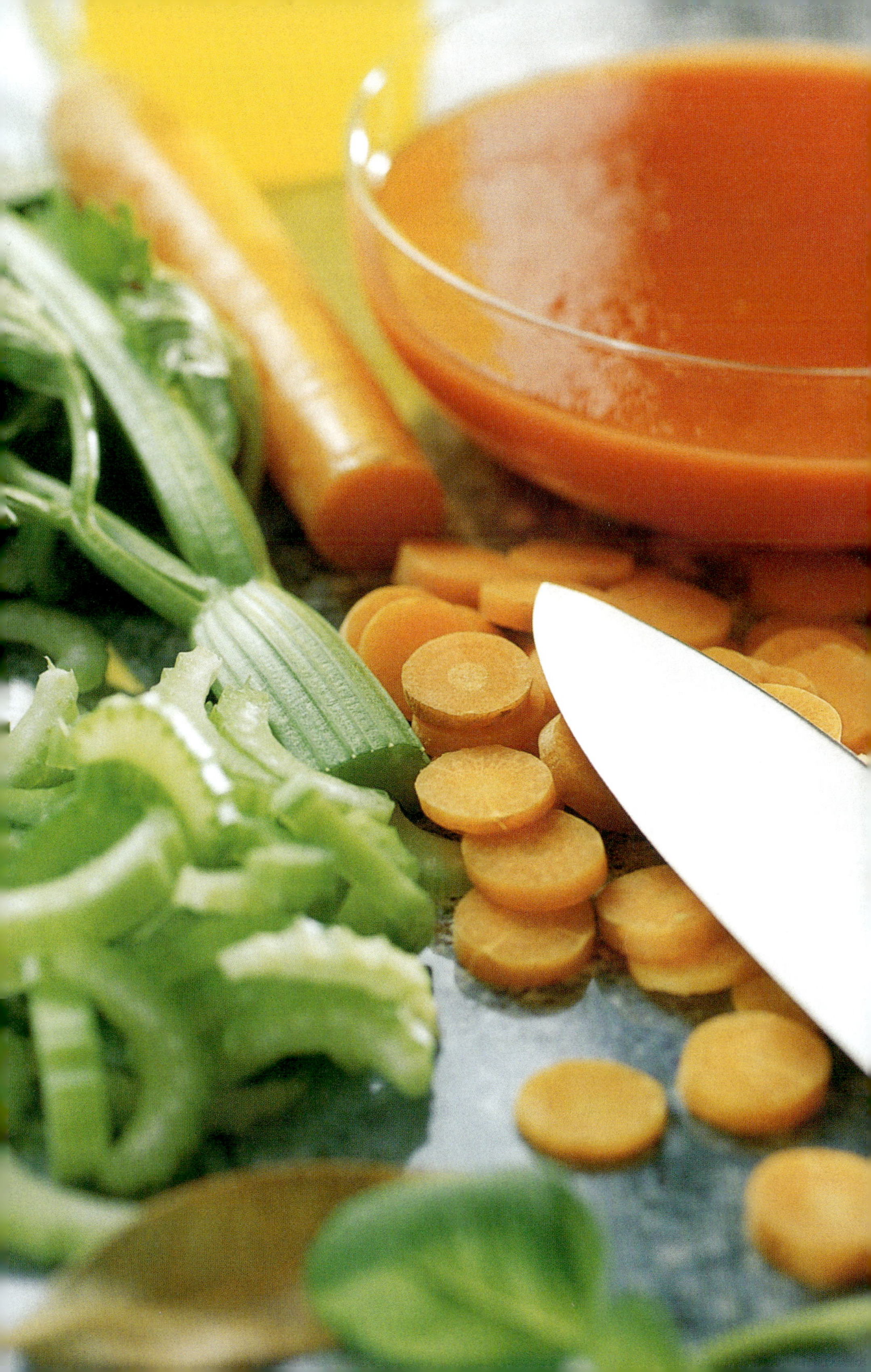

# Gebackene-Auberginen-Suppe

## Zutaten

| | |
|---|---|
| 1 | mittelgroße Zwiebel |
| 2 | Selleriestangen |
| 1 | Möhre |
| 2 | Auberginen |
| 1 EL | Olivenöl |
| 2 l | Hühner- oder Krabbenbrühe |
| 4 | zerdrückte Knoblauchzehen |
| 500 g | selbst gemachter Joghurt (s. S. 171) |
| 3 EL | Butter |
| | Salz, Pfeffer |
| | frisches Basilikum zum Garnieren |

## Zubereitung

- Die Zwiebel in Ringe schneiden. Die Selleriestangen waschen, putzen und in Scheiben schneiden, die Möhre schälen und würfeln. Die Auberginen der Länge nach in 1 cm dicke Scheiben schneiden und mit Olivenöl bestreichen. Im Backofen bei 200 °C goldgelb backen.
- In einem großen Topf die Brühe mit Zwiebeln, Möhren, Sellerie und Knoblauch zum Kochen bringen. Das Ganze bei mittlerer Hitze garen. Die Brühe durch ein Sieb gießen und wieder in den Topf füllen.
- Die Auberginen schälen, würfeln und zum Gemüse geben. Das Ganze pürieren. Den Joghurt und die Butter zum pürierten Gemüse geben und alles mit dem Pürierstab oder im Mixer verrühren.
- Das Gemüsepüree mit der Brühe vermischen. Die Suppe mit Salz und Pfeffer abschmecken und kurz aufkochen lassen.
- Mit Basilikum garnieren und heiß servieren.

*(Rezept von David J. Couture)*

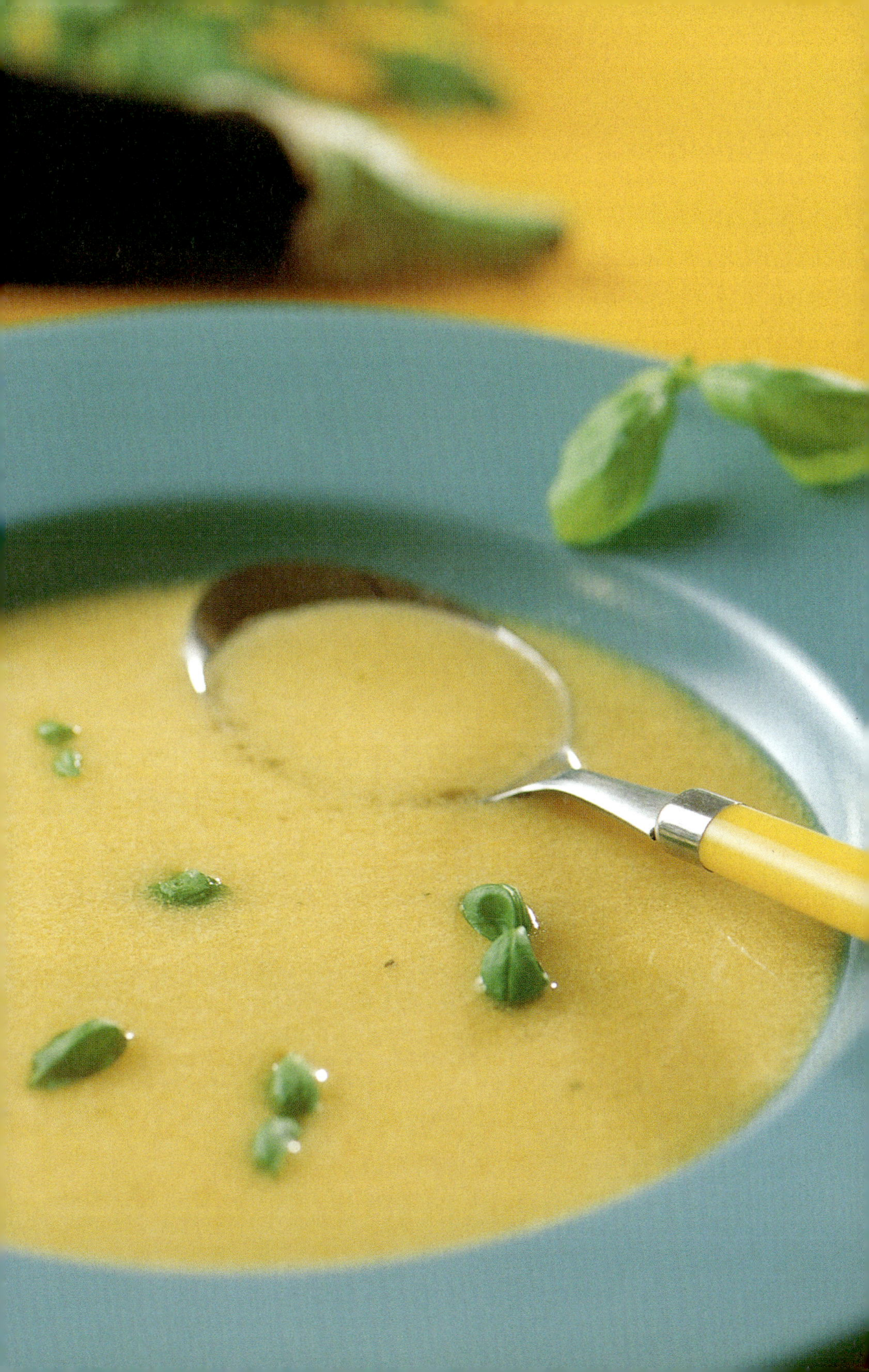

# Chilisoße

## Zutaten

| | |
|---|---|
| 2 kg | Tomaten |
| 2 | grüne Paprikaschoten |
| 12 | Selleriestangen |
| 6 | Zwiebeln |
| 500 ml | Essig |
| 750 ml | flüssiger Honig |
| 1 EL | Salz |
| 1 | Prise Pfeffer |

## Zubereitung

- Die Tomaten und die Paprikaschoten waschen und würfeln. Die Selleriestangen waschen, putzen und in feine Scheiben schneiden. Die Zwiebeln fein würfeln.
- Alles mit den restlichen Zutaten vermengen und das Ganze in einem großen Topf unter ständigem Rühren zum Kochen bringen. 30 Minuten köcheln und anschließend abkühlen lassen.
- Die Chilisoße für den späteren Gebrauch entweder in einem Plastikbehälter einfrieren oder in eine Flasche abfüllen und diese verschlossen im Kühlschrank aufbewahren.

# Honig-Ingwer-Chutney

## Zutaten

| | |
|---|---|
| 350 ml | flüssiger Honig |
| 250 ml | Apfelessig |
| 6–7 | Äpfel (z. B. Boskop) |
| 2 | Zitronen |
| 2 | grüne oder rote Paprikaschoten |
| 3 | mittelgroße Zwiebeln |
| 300 g | frische Ananas |
| 200 g | Rosinen |
| 4 TL | geriebener Ingwer |
| 75 g | Mandelsplitter |

## Zubereitung

- Den Honig und den Essig in einen großen Topf geben und erhitzen. Die Äpfel schälen und die Kerngehäuse entfernen. Das Fruchtfleisch würfeln und zur Honig-Essig-Mischung geben. Das Ganze bei geringer Hitze 20 Minuten köcheln lassen.
- Die Paprikaschoten waschen und ebenso wie die Zwiebeln fein würfeln. Die Zitrone schälen und würfeln. Alles mit den Rosinen und dem Ingwer zur Apfel-Honig-Essig-Mischung geben. Die Ananas schälen, raspeln und mit dem eigenen Saft hinzufügen. Das Chutney weitere 20 Minuten garen.
- Die Mandelsplitter unterrühren und das Ganze unter gelegentlichem Umrühren 30 Minuten köcheln lassen.

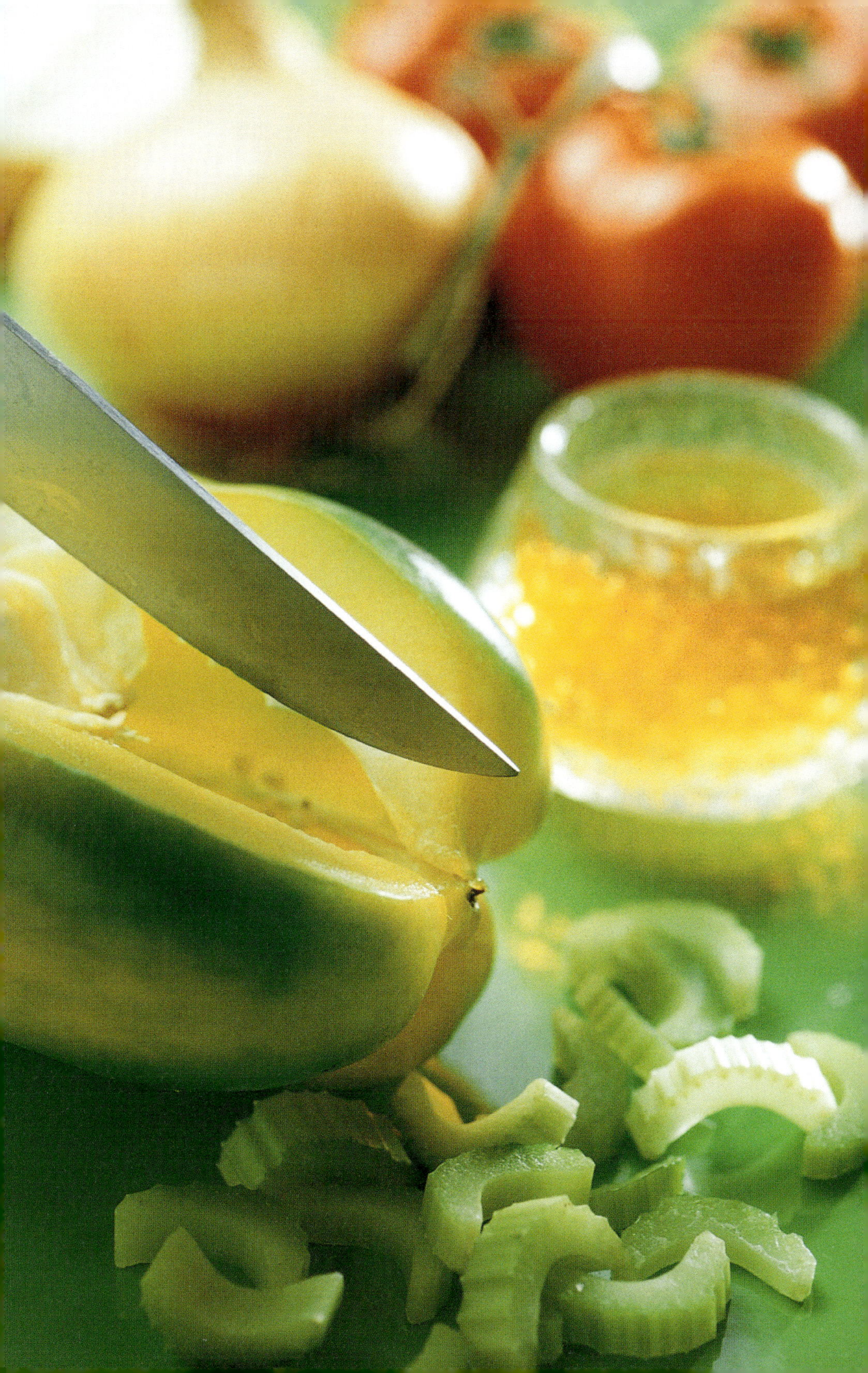

# Ketchup

## Zutaten

| | |
|---|---|
| 500 g | passierte Tomaten |
| 1–3 EL | Weißweinessig |
| 1 | Lorbeerblatt |
| | Salz, Pfeffer |
| | flüssiger Honig oder Saccharin |

## Zubereitung

- Die passierten Tomaten mit dem Essig und dem Lorbeerblatt in einen Topf geben. Das Ganze verrühren und mit Salz und Pfeffer abschmecken. Bei geringer Hitze unter ständigem Rühren köcheln lassen, bis es dickflüssig ist. Nach Geschmack Honig oder Saccharin einrühren.
- Den Ketchup in sterilisierte Flaschen abfüllen und sofort versiegeln oder in einem Plastikbehälter einfrieren.

# Preiselbeeren-Relish

## Zutaten

| | |
|---|---|
| 500 g | Preiselbeeren |
| 1 | Orange |
| 1 | Apfel |
| | flüssiger Honig |

## Zubereitung

- Die Preiselbeeren waschen und abtropfen lassen. Die Orange schälen, filetieren, die Kerne entfernen und das Fruchtfleisch würfeln. Das Kerngehäuse vom Apfel entfernen und das Fruchtfleisch würfeln. Alles vermischen und mit Honig abschmecken.

### Tipp

- *Das Relish schmeckt sehr gut mit Geflügel oder mit laktosearmem Hüttenkäse (s. S. 178) vermischt und auf einem Salatbett angerichtet.*

# Ananas-Koriander-Salsa

## Zutaten

| | |
|---|---|
| 1 | *kleine frische Ananas* |
| 1/2 | *rote Paprikaschote* |
| 1 | *kleine Schalotte* |
| 2 | *Bund Koriander* |
| | *Salz, Pfeffer* |

## Zubereitung

- Die Ananas schälen, den harten Strunk entfernen und das Fruchtfleisch fein würfeln. Die halbe Paprikaschote waschen, die Schalotte waschen und putzen und beides fein würfeln.
- Die Hälfte der Paprika- und Zwiebelwürfel mit der Ananas vermengen. Das Ganze mit Salz und Pfeffer abschmecken. Den Koriander fein hacken und unterrühren. Nach Belieben können die restlichen Zwiebel- und Paprikawürfel noch dazugegeben werden.
- Nach Geschmack etwas frische Mango oder Papaya hinzufügen. Ein Teil der Korianderblätter kann durch Minzblätter ersetzt werden.

*(Rezept von Linda Hanson)*

## Tipp

- *Die Ananas-Koriander-Salsa schmeckt besonders gut zu gegrilltem Hähnchenbrustfilet, gegrilltem weißen Fisch oder Lachs.*

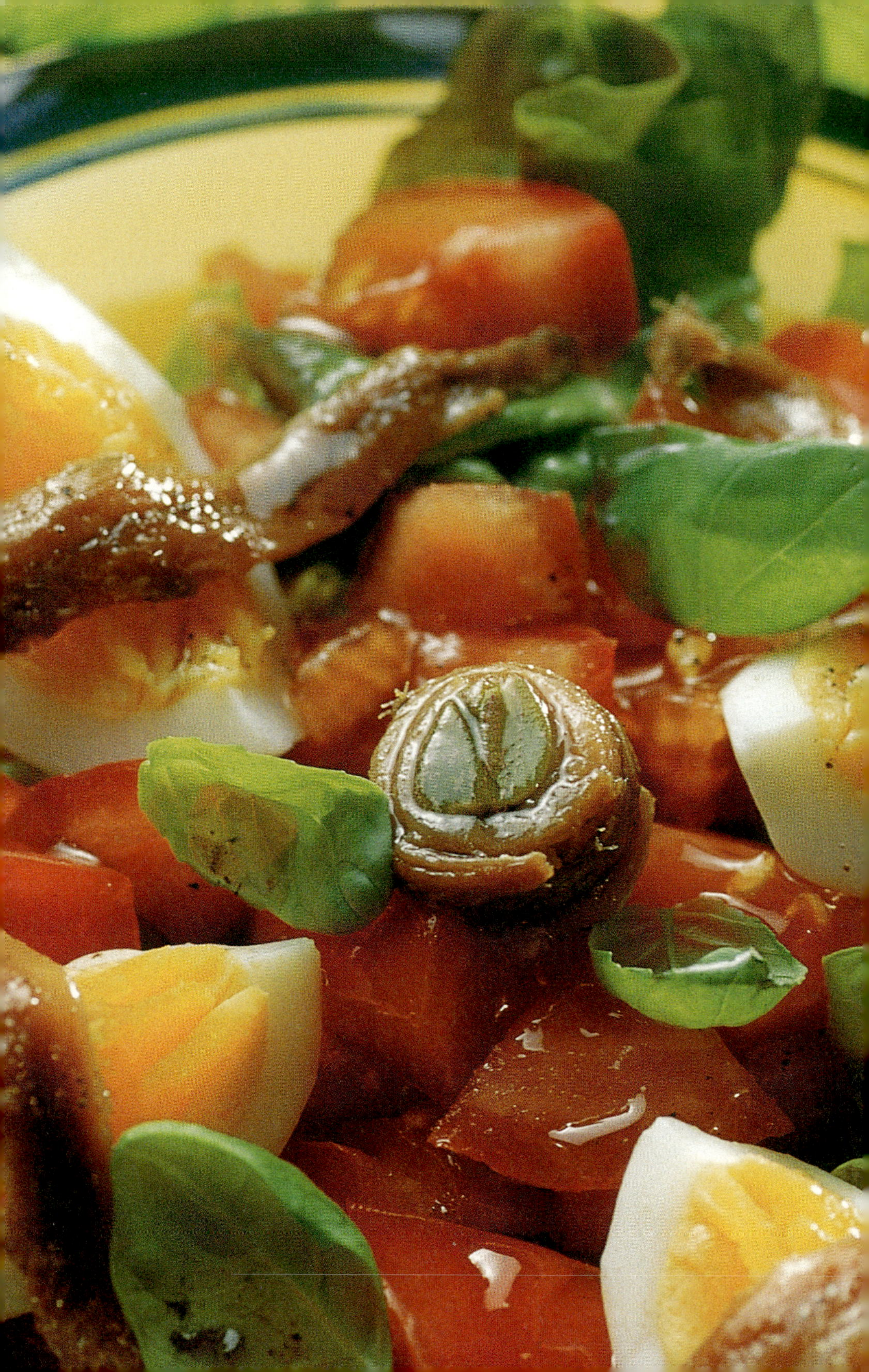

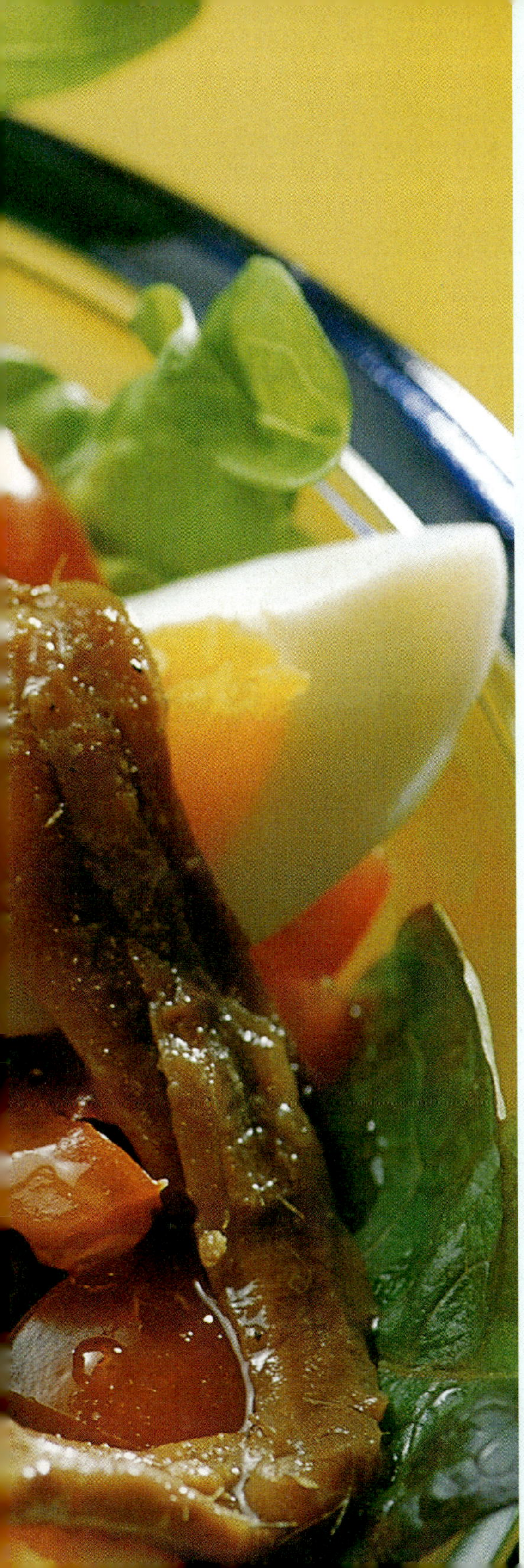

# Salate, Dressings, Gemüse

# Halloween-Möhrensalat (Kürbisköpfe)

## Zutaten

| | |
|---|---|
| *150 g* | *Möhren* |
| *125 ml* | *selbst gemachte Mayonnaise (s. S. 90)* |
| | *einige Salatblätter* |
| *1* | *Hand voll dunkle Rosinen* |
| *1/4* | *grüne Paprikaschote* |

## Zubereitung

- Die Möhren schälen, raspeln und mit der Mayonnaise vermengen. Für jede Portion den Möhrensalat in einen kleinen Becher füllen und auf einen mit einem Salatblatt bedeckten Teller stürzen.
- Die Paprikaschote waschen und in Streifen schneiden. Je einen Paprikastreifen als Mund auflegen. Augen und Nase aus Rosinen aufbringen.

# Sommerobst-Terrine

## Zutaten

| | |
|---|---|
| *2* | *Blatt Gelatine* |
| *250 ml* | *Apfelsaft* |
| *50 ml* | *flüssiger Honig* |
| *1/2 TL* | *Vanillepulver (nach Belieben)* |
| *3–4* | *verschiedene Sorten frisches Obst (z. B. Erdbeeren, Himbeeren, Zuckermelone oder Honigmelone)* |

## Zubereitung

- Die Gelatineblätter in kaltem Wasser einweichen. Den Apfelsaft mit dem Honig in einem Topf mit Dämpfeinsatz oder im Wasserbad erhitzen. In das heiße Apfel-Honig-Gemisch die Gelatineblätter und nach Belieben Vanillepulver geben. Alles verrühren, bis die Gelatine vollständig aufgelöst ist.
- Das Obst waschen, die Kerne entfernen und das Fruchtfleisch würfeln. Den Boden einer Kastenform mit Obst auslegen. Auf das Obst die Gelatine-Apfel-Mischung geben und das Ganze im Kühlschrank fest werden lassen. Dann eine zweite Lage Obst in die Form geben, Gelatine darüber gießen und diese wiederum im Kühlschrank fest werden lassen. Den Vorgang wiederholen, bis die Kastenform gefüllt ist.
- Die Gelatineschicht zwischen den Obstlagen sollte mindestens 1–2 cm dick sein. Die Götterspeise über Nacht kühl stellen. Vor dem Servieren die Kastenform in ein heißes Tuch schlagen und die Sommerobst-Terrine auf einen Teller stürzen.

*(Rezept von David J. Couture)*

# Zucchini-Tomaten-Salat

## Zutaten

| | |
|---|---|
| 1 | *mittelgroßer Zucchino (oder Gurke)* |
| 3 | *mittelgroße Tomaten* |
| 1 | *Frühlingszwiebel* |
| 1 | *Selleriestange* |
| 1 | *kleine Paprikaschote* |
| | *Vinaigrette* |

## Zubereitung

- Den Zucchino und die Tomaten waschen und würfeln. Die Frühlingszwiebel und die Selleriestange waschen, putzen und in feine Scheiben schneiden. Die Paprikaschote waschen und in dünne Streifen schneiden. Alles vermengen und 1 Stunde kühl stellen.
- Kurz vor dem Servieren die Vinaigrette über den Salat gießen und diesen vorsichtig darin wenden.

# Meeresfrüchtesalat

## Zutaten

| | |
|---|---|
| 450 g | *milder gekochter Fisch (z. B. Seezunge, Heilbutt oder Kabeljau) oder 1 Dose Thunfisch, Lachs, Krabben oder Krebsfleisch* |
| 125 ml | *selbst gemachte Mayonnaise (s. S. 90)* |
| | *einige Salatblätter* |

## Zubereitung

- Vom Dosenfisch das Öl oder Wasser abgießen. Den Fisch in mundgerechte Stücke zerteilen. Mit der Mayonnaise vermengen und kühl stellen.
- Den Meeresfrüchtesalat auf einem Salatbett servieren.

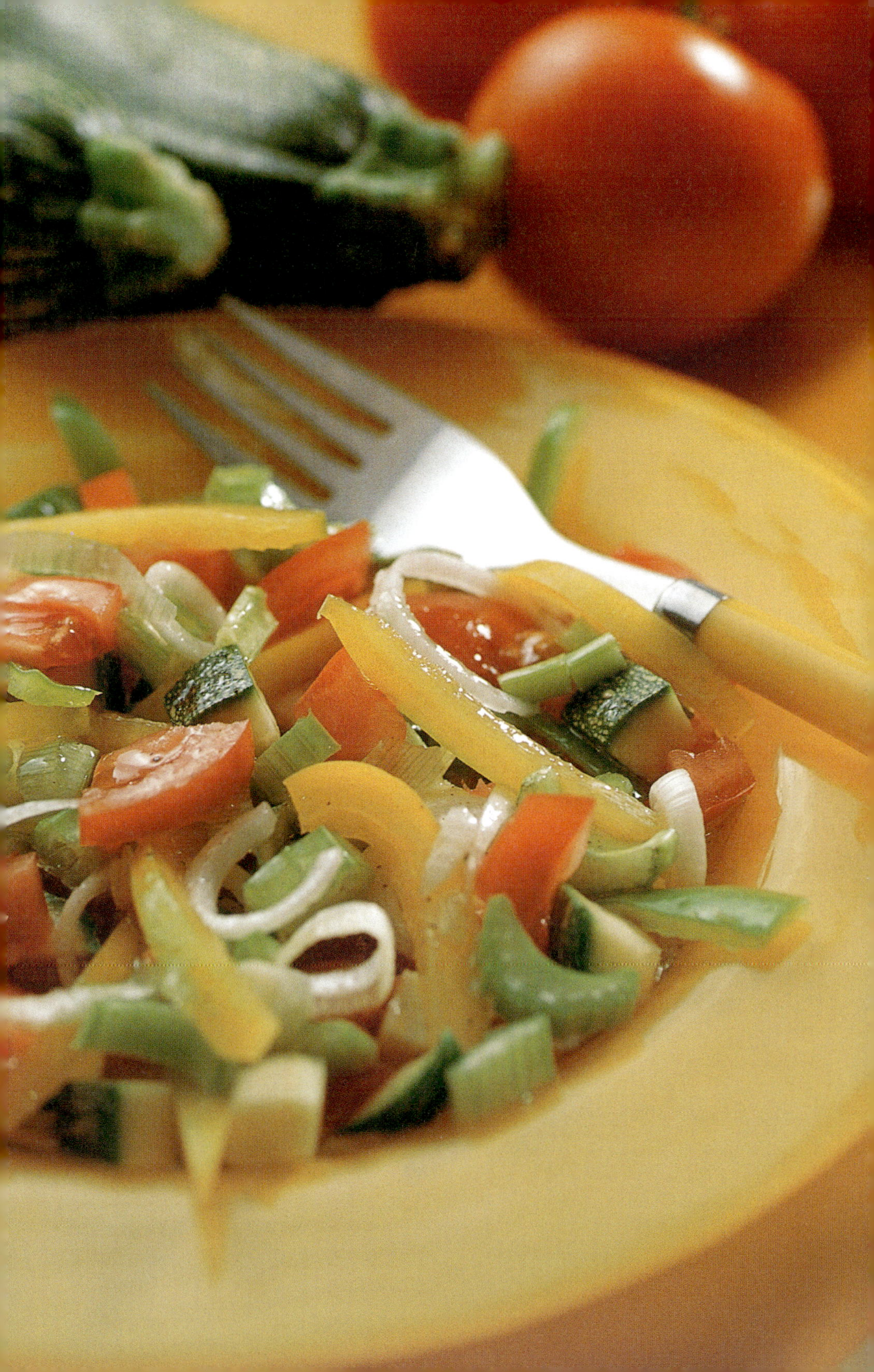

# Waldorfsalat

## Zutaten

| | |
|---|---|
| *3* | *Äpfel* |
| *200 g* | *Ananas (frisch oder aus der Dose; ungesüßt)* |
| *1* | *Selleriestange* |
| *1/2* | *grüne Paprikaschote (nach Belieben)* |
| *150 g* | *Möhren* |
| *50 g* | *Rosinen* |
| *30 g* | *Walnüsse* |
| *250 ml* | *selbst gemachtes Joghurtdressing (s. u.) oder selbst gemachte Mayonnaise (s. S. 90)* |
| | *einige Salatblätter* |

## Zubereitung

- Die Äpfel nach Belieben schälen oder ungeschält belassen. Die Kerngehäuse entfernen und das Fruchtfleisch würfeln. Die Ananas schälen, den harten Strunk entfernen und das Fruchtfleisch würfeln. Die Selleriestange waschen, putzen und in feine Scheiben schneiden. Die halbe Paprikaschote waschen und in Streifen schneiden. Die Möhren schälen und in Stifte schneiden.
- Das vorbereitete Obst und Gemüse mit den Rosinen und den Walnüssen vermischen. Das Joghurtdressing oder die Mayonnaise unterziehen und das Ganze auf einem Salatbett servieren.

# Joghurt-Salatdressing

## Zutaten

| | |
|---|---|
| *250 g* | *selbst gemachter Joghurt (s. S. 171)* |
| *2 EL* | *Zitronensaft* |
| | *flüssiger Honig oder Saccharin* |

## Zubereitung

- Den Joghurt gut mit dem Zitronensaft vermischen und das Ganze nach Geschmack mit Honig oder Saccharin süßen.

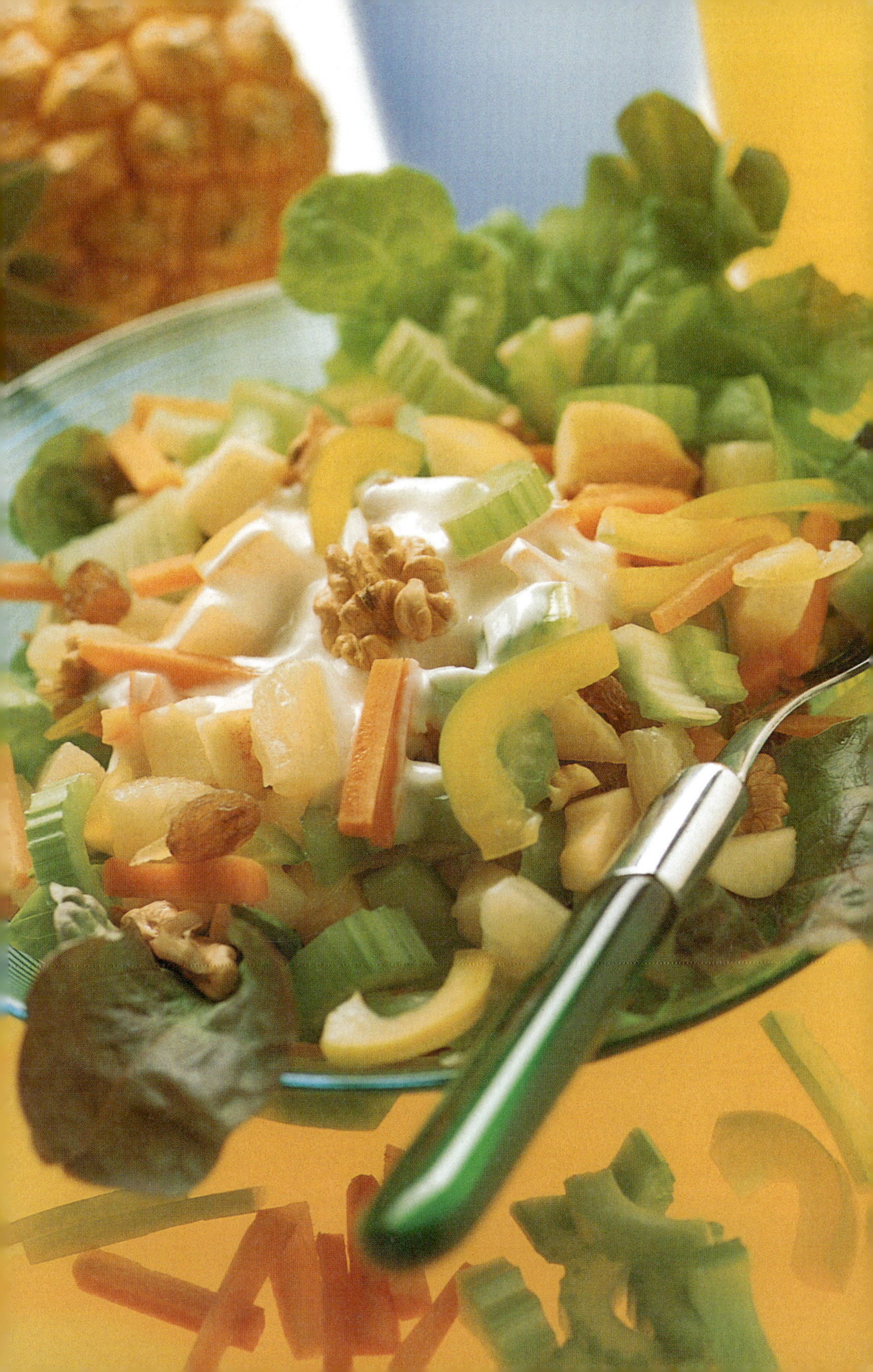

# Antipastosalat

## Zutaten

| | |
|---|---|
| 1 | *Blattsalat (Kopf-, Endivien- oder Römersalat)* |
| 2 | *Tomaten* |
| 1–2 | *hart gekochte Eier* |
| 1 | *Dose Sardellen* |
| | *italienische Kräuter (z.B. Oregano, Basilikum)* |
| | *Vinaigrette (s. u.)* |

## Zubereitung

- Die Salatblätter vom Strunk lösen, waschen und vorsichtig trocknen. Die Tomaten waschen und in Scheiben schneiden oder würfeln. Die Eier vierteln.
- Die Sardellen unter fließendem Wasser abspülen, mit einem Küchentuch trockentupfen und entgräten. Alles mit den italienischen Kräutern vermischen und kühl stellen. Kurz vor dem Servieren die Vinaigrette über den Salat gießen und diesen vorsichtig darin wenden.

# Vinaigrette

## Zutaten

| | |
|---|---|
| 2 EL | *Essig oder Zitronensaft* |
| 1/4 TL | *Salz* |
| 1/4 TL | *Pfeffer* |
| 1/4 TL | *Senfpulver* |
| 4 EL | *Olivenöl* |
| 1 | *Knoblauchzehe* |

## Zubereitung

- 1 EL Essig oder Zitronensaft mit Salz, Pfeffer, Senfpulver und 1 EL Olivenöl gut verrühren. Die Knoblauchzehe schälen und zur Vinaigrette geben. 1 EL Essig oder Zitronensaft und 3 EL Olivenöl hinzufügen.
- Die Vinaigrette in einem verschließbaren Glas im Kühlschrank aufbewahren. Vor Gebrauch gut schütteln. Als Salatsoße oder zum Marinieren von Gemüse verwenden.

# Butternutscheiben

## Zutaten

| | |
|---|---|
| 1 | *Butternutkürbis* |
| 1 EL | *Butter* |
| | *Salz* |

## Zubereitung

- Den Kürbishals nach Belieben geschält oder ungeschält in Scheiben schneiden. Dünne Scheiben (1/2–1 cm) werden besonders knusprig und können statt Pommes Frites als Beilage verwendet werden.
- Die Butternutscheiben auf ein gefettetes Backblech legen, mit Butterflocken versehen und im Backofen bei 230 °C backen, bis die Oberseiten gut gebräunt sind. Dann die Scheiben wenden und die andere Seite bräunen.

# Gebackener Acorn

## Zutaten

| | |
|---|---|
| 1 | *Acornkürbis* |
| 1 TL | *Butter* |
| | *flüssiger Honig* |
| 1/2 TL | *geriebene Orangenschale* |

## Zubereitung

- Den Kürbis halbieren und die Kerne entfernen. Die Kürbishälften mit der Schnittseite nach unten auf ein mit Backpapier ausgelegtes Backblech legen.
- Im Backofen bei 200 °C garen, bis sich der Kürbis mit einem stumpfen Messer gut durchstechen lässt. Dann die Kürbishälften umdrehen, mit der Butter und dem Honig bestreichen und mit der geriebenen Orangenschale bestreuen. Bei 180 °C 15–30 Minuten weitergaren.

### Tipp

- *Die Kürbishälften können vor dem Backen mit einer Mischung aus gekochtem Geflügel, Gemüse, Brühe und selbst gemachten Joghurt (s. S. 171) oder Zwiebelsoße gefüllt werden.*

# Mayonnaise

## Zutaten

| | |
|---|---|
| 1 | Ei |
| 1/4 TL | Senfpulver |
| 1 EL | Weißweinessig oder frischer Zitronensaft |
| 250 ml | Pflanzenöl |
| | Salz, Pfeffer |
| 1 | zerdrückte Saccharintablette oder flüssiger Honig (nach Belieben) |

## Zubereitung

- Für dieses Gericht kann eine Pflanzenölsorte oder eine Kombination verschiedener Pflanzenöle verwendet werden. Das Ei mit dem Senfpulver und dem Essig in der Küchenmaschine oder mit dem Pürierstab verrühren. Während des Rührvorgangs langsam das Öl dazugießen. Rühren, bis die Mischung sämig ist (mindestens 1 Minute). Mit Salz, Pfeffer und Saccharin oder Honig abschmecken.

### Tipp

- *Zum Andicken von Bratensoße: 2 EL Mayonnaise auf 250 ml Bratensoße geben und das Ganze unter ständigem Rühren 1–2 Minuten bei geringer Hitze erhitzen.*
- *Als Grundfonds für Tartarsoße: 50 g Mayonnaise mit gewürfelten Dillgurken (ungesüßt) und gewürfelter Zwiebel vermischen.*
- *Als Ersatz für Sauce Hollandaise: Geriebenen Cheddar unter die Mayonnaise rühren. Auf Gemüse (z. B. Blumenkohl oder Brokkoli) verteilen, das Ganze zudecken und im Ofen überbacken.*
- *Als Dressing: Mayonnaise und Joghurt zu gleichen Teilen vermischen.*

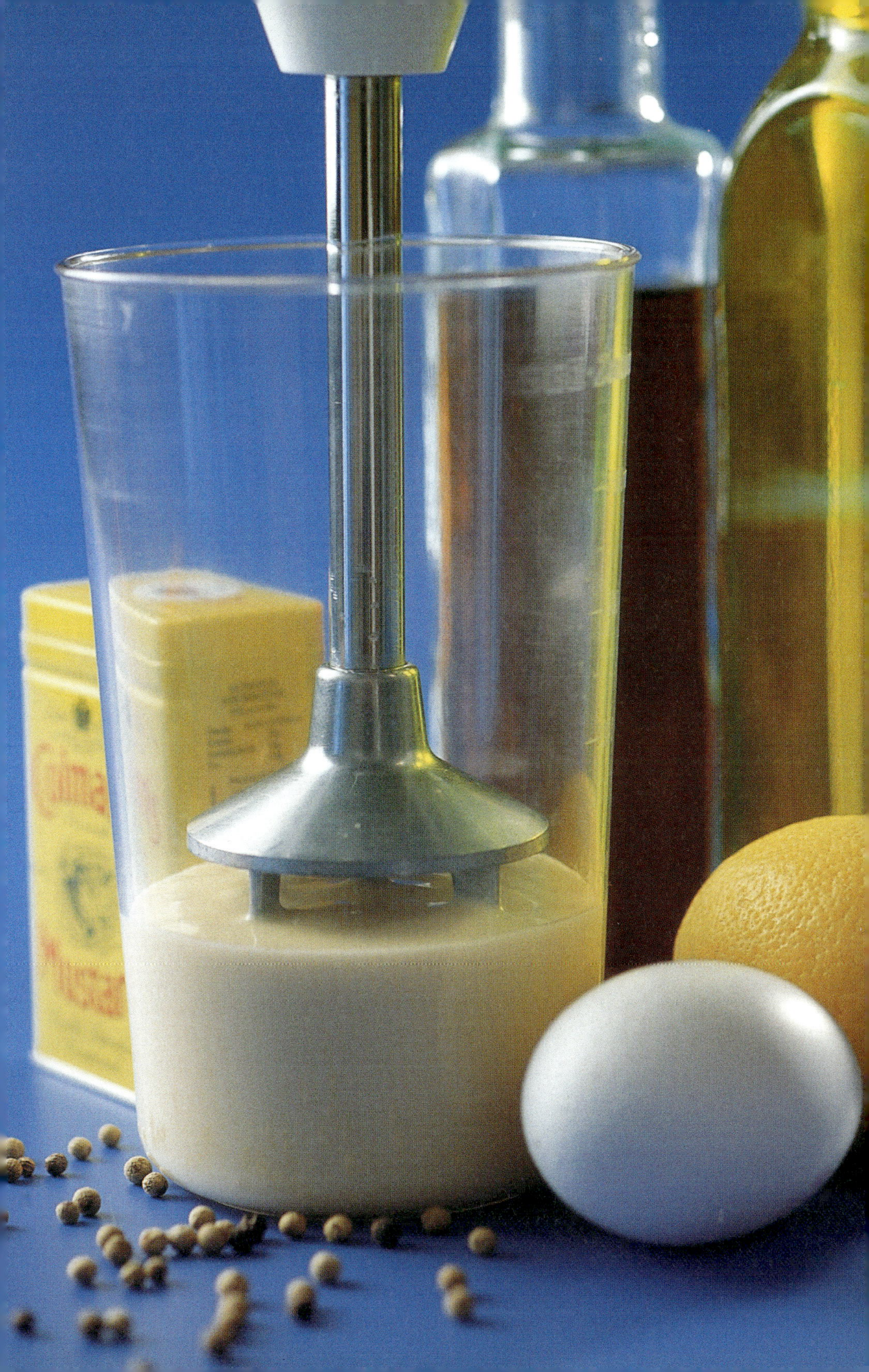

# Karottenchips

### Zutaten

| | |
|---|---|
| | *Möhren* |
| | *Pflanzenöl* |
| | *Salz* |

### Zubereitung

- Karottenchips können statt Kartoffelchips als salziger Snack verwendet werden.
- Die Möhren in hauchdünne Scheiben raspeln. Diese in Öl goldgelb fritieren, in einem Sieb abtropfen lassen und anschließend mit Küchenpapier trockentupfen. Nach Geschmack salzen.

# Blumenkohlpüree

### Zutaten

| | |
|---|---|
| *1* | *großer Blumenkohl* |
| *3 EL* | *Butter oder selbst gemachter Joghurt (s. S. 171)* |
| | *Salz, Pfeffer* |
| | *Paprikapulver* |
| *1 TL* | *gehackte frische Petersilie* |

### Zubereitung

- Den Blumenkohl waschen, den Strunk entfernen und den restlichen Blumenkohl in Röschen zerteilen. In kochendem Salzwasser garen, abtropfen lassen und dann mit dem Pürierstab pürieren. Butter oder Joghurt hinzufügen. Das Ganze mit Salz und Pfeffer abschmecken und pürieren.
- Das Püree bei geringer Hitze kurz erhitzen, mit Petersilie und Paprikapulver bestreuen und servieren.

### Tipp

- *Das Blumenkohlpüree in eine Auflaufform geben und mit geriebenem Käse (z. B. Cheddar) bestreuen. Im Backofen überbacken, bis der Käse geschmolzen ist.*

# Linsen süß-sauer

## Zutaten

*175 g Linsen*
*2 EL Butter*
*2 EL Weißweinessig*
*3 EL flüssiger Honig*

## Zubereitung

- Die Linsen über Nacht einweichen. Dann das Einweichwasser abgießen, die Linsen mit frischem Wasser bedecken und bei geringer Hitze ca. 25 Minuten garen.
- Die verbliebene Flüssigkeit abgießen und die Butter, den Essig und den Honig einrühren. Das Ganze vor dem Servieren kurz erhitzen.

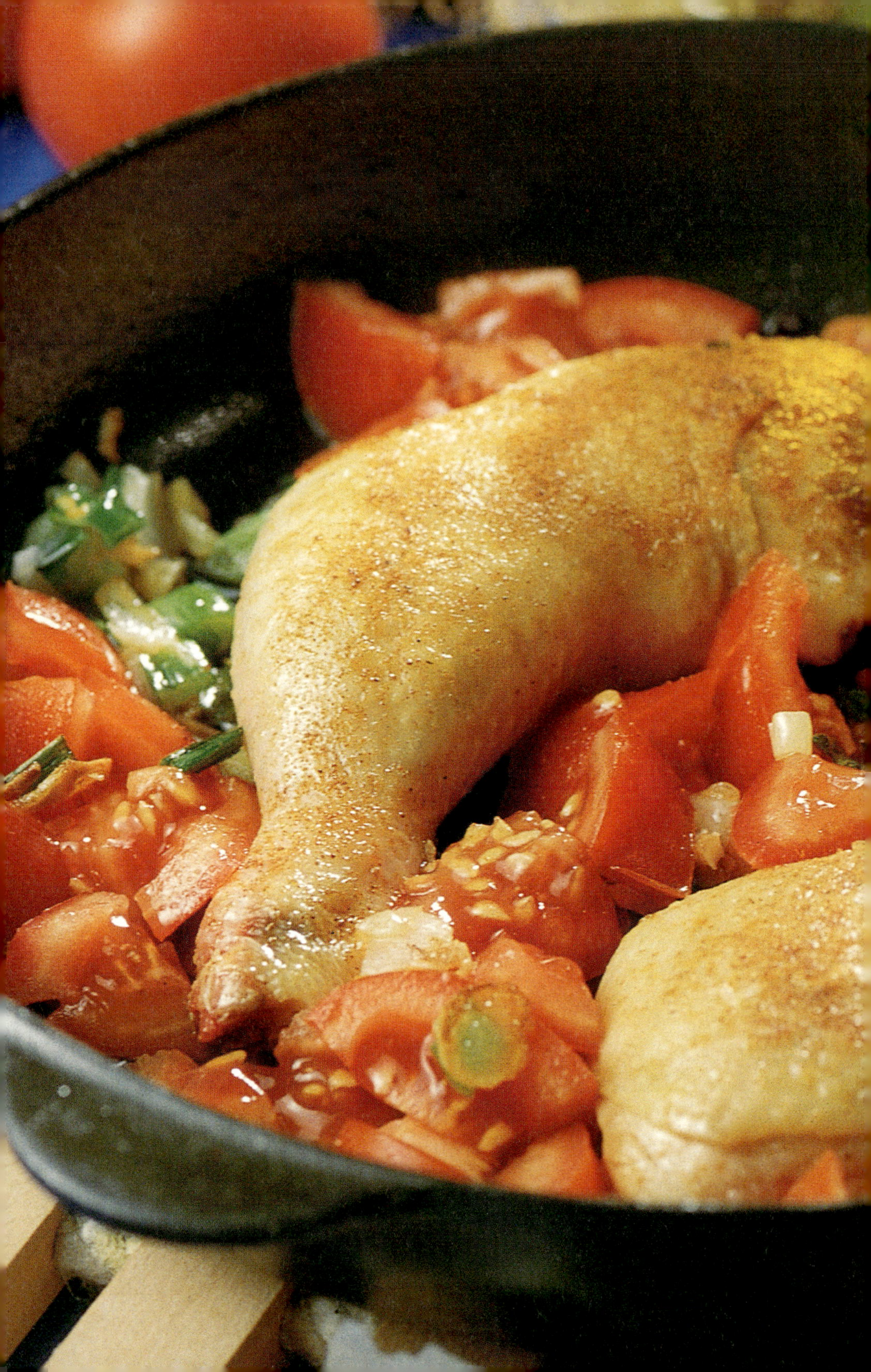

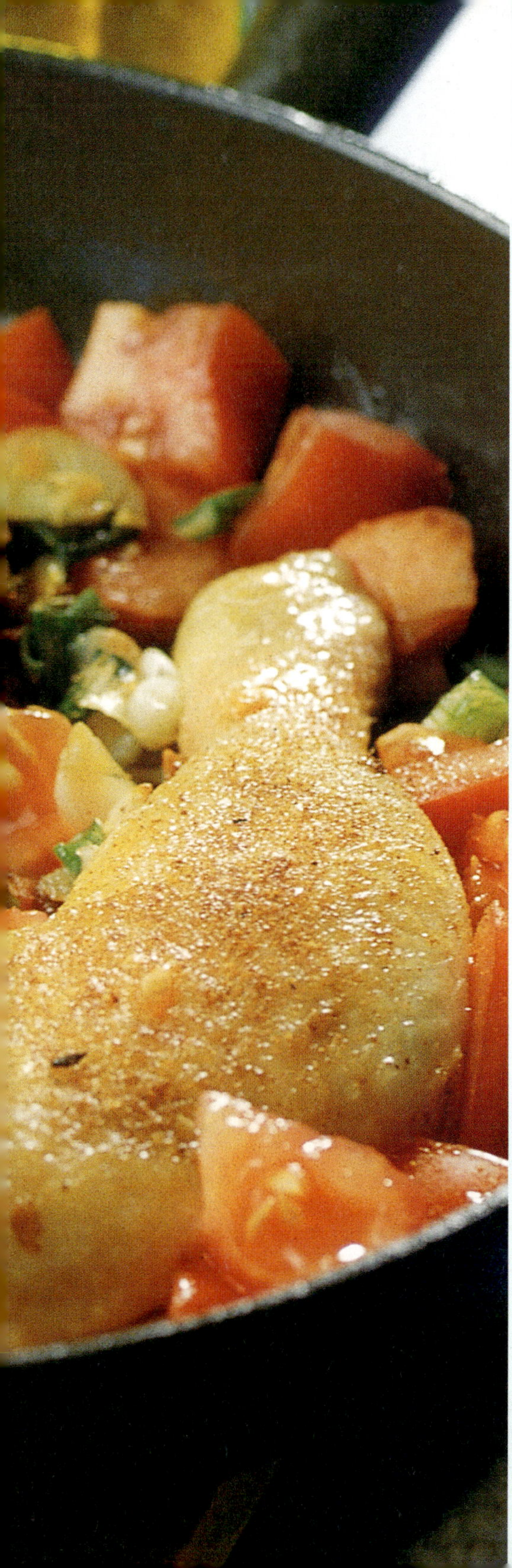

# Haupt-gerichte, Braten-soßen

# Gebackene-Bohnen-Schmortopf

## Zutaten

| | |
|---|---|
| 450 g | getrocknete weiße Bohnen |
| | Fleisch mit Knochen (z. B. Rindfleisch oder Hinterschinken) |
| 1–2 | Zwiebeln |
| 1,5 l | passierte Tomaten |
| 1/2–1 TL | Senfpulver |
| 3 EL | Essig |
| 5 EL | flüssiger Honig |
| | Salz, Pfeffer |

## Zubereitung

- Die Bohnen über Nacht einweichen. Dann das Wasser abgießen und die Bohnen unter fließendem Wasser gut abspülen. Mit frischem Wasser bedecken und bei geringer Hitze ca. 2 Stunden garen. Die Bohnen vor dem Kochen nicht salzen, da sie sonst nicht gar werden.
- Fleisch, Zwiebeln, Tomaten, Senfpulver, Essig und Honig zu den Bohnen geben und das Ganze mit Salz und Pfeffer würzen. Unter gelegentlichem Umrühren bei 150 °C ca. 2 Stunden im Backofen backen. Die Bohnen und das Fleisch sollten weich und die Tomatensoße eingedickt sein. Wenn nötig, während des Backvorgangs weitere passierte Tomaten hinzufügen, damit die Bohnen nicht ansetzen.
- Die Knochen vom Fleisch lösen und herausnehmen. Das Gericht kalt oder heiß servieren.

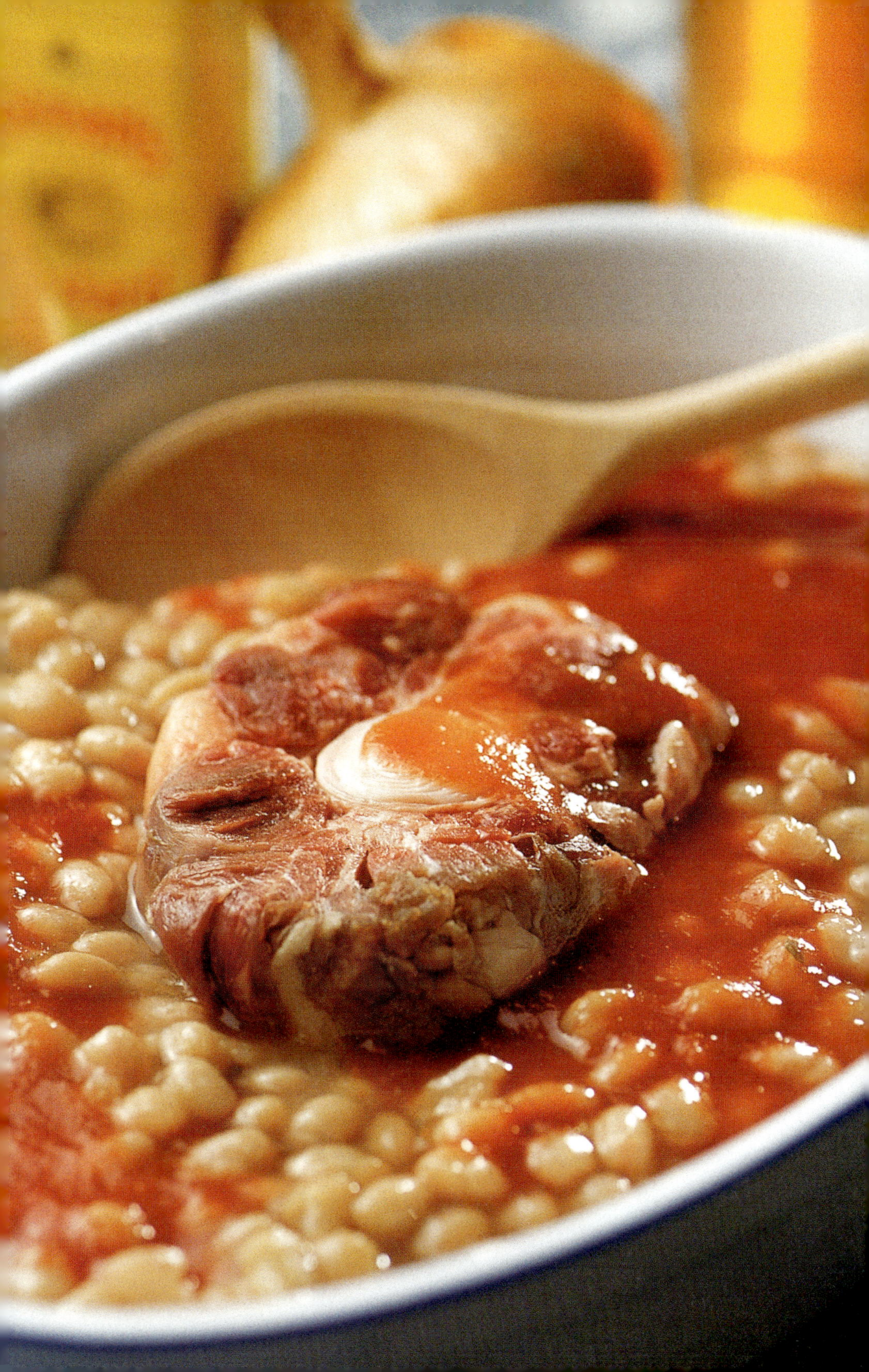

# Hähnchen Royal

## Zutaten

| | |
|---|---|
| 2 | *Möhren* |
| 150 g | *Blumenkohl* |
| 1 | *Tomate* |
| 2 | *Frühlingszwiebeln* |
| 4 | *Knoblauchzehen* |
| 1 EL | *Pflanzenöl* |
| 1 kg | *Hähnchenteile* |
| 1/2 TL | *Paprikapulver* |
| | *Salz* |

## Zubereitung

- Die Möhren schälen und würfeln. Den Blumenkohl waschen, den Strunk entfernen und den restlichen Blumenkohl in Röschen zerteilen. Die Tomate waschen und vierteln.
- Die Frühlingszwiebeln waschen, putzen und in feine Scheiben schneiden. Mit den ganzen Knoblauchzehen in einem Topf ca. 2 Minuten in Öl anbraten. Die Hähnchenteile hinzufügen und alles ca. 5 Minuten weiterbraten.
- Die Tomaten und das Paprikapulver dazugeben und alles zugedeckt ca. 10 Minuten bei mittlerer Hitze garen. Den Blumenkohl und die Möhren hinzufügen. Das Ganze mit Salz abschmecken und 5 Minuten weitergaren.

*(Rezept von Zairun Hosein)*

# Gebackener Quark

## Zutaten

| | |
|---|---|
| 200 g | *laktosefreier Quark (s. S. 178)* |
| 1 | *Ei* |
| 1 TL | *flüssiger Honig* |
| 1 TL | *Butter* |

## Zubereitung

- Den Quark mit dem Ei, dem Honig und der Butter verrühren. Das Ganze in eine kleine Auflaufform geben und 15–20 Minuten bei 180 °C im Backofen backen.

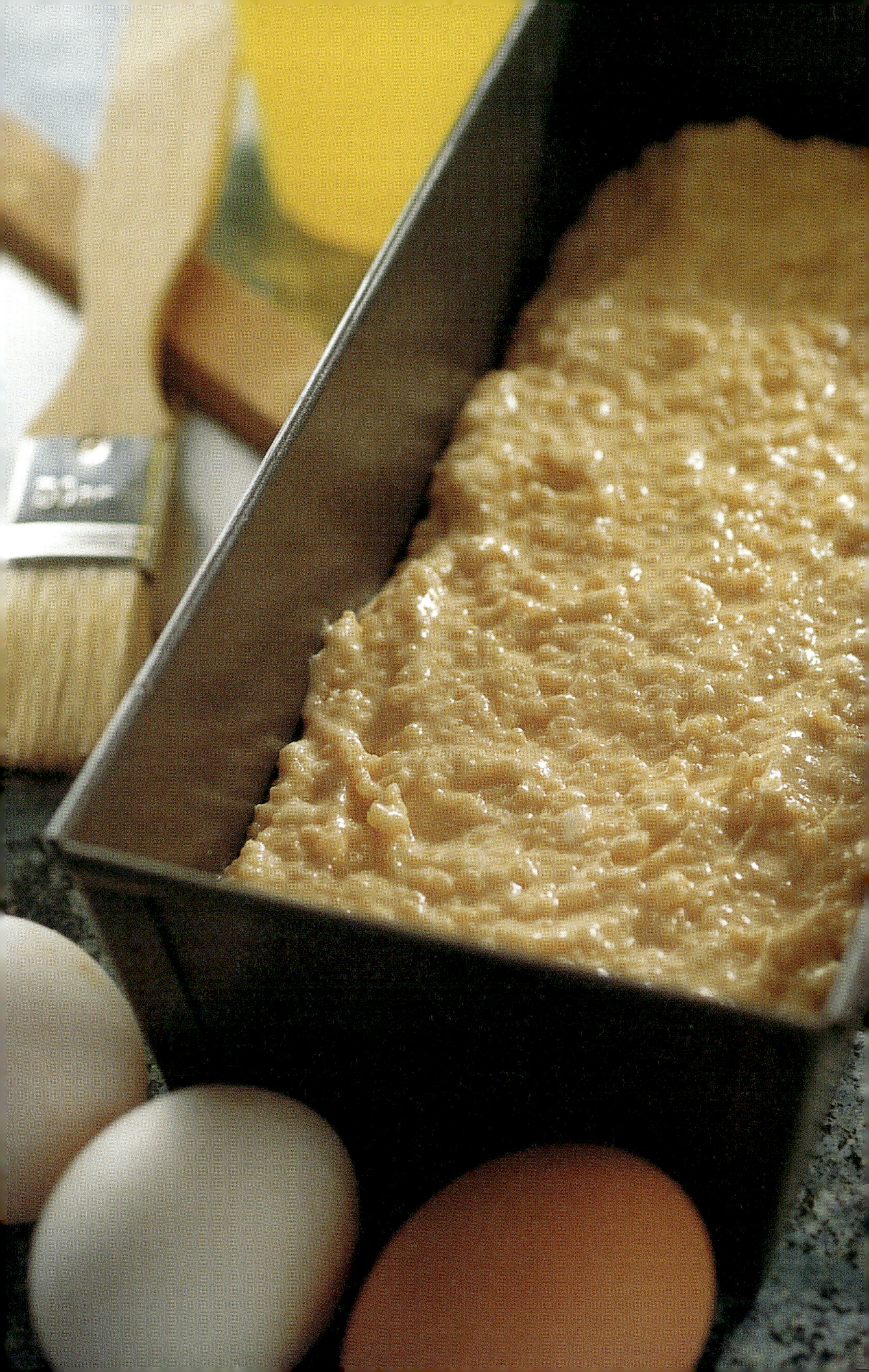

# Fischschmortopf

## Zutaten

| | |
|---|---|
| *500 g* | *Fisch (z. B. Heilbutt, Flunder, Seezunge, Shrimps, Hummer oder Krabbenfleisch; frisch oder aus der Dose)* |
| *250 g* | *selbst gemachter Joghurt (s. S. 171)* |
| *250 g* | *geriebener Hartkäse (z. B. Cheddar)* |
| *1 TL* | *Senfpulver* |
| *1 EL* | *Zitronensaft* |
| *1 EL* | *gehackte frische Petersilie* |

## Zubereitung

- Den frischen Fisch pochieren (vom Dosenfisch das Öl oder Wasser abgießen) und mit einer Gabel in mundgerechte Stücke zerteilen. In eine Auflaufform geben.
- Joghurt, Käse, Senfpulver, Zitronensaft und Petersilie vermischen und das Ganze auf dem Fisch verteilen. Alles 30–40 Minuten bei 190 °C im Backofen backen.

### Tipp

- *Dieses Gericht kann als Haupt- sowie als Vorspeise gereicht werden.*

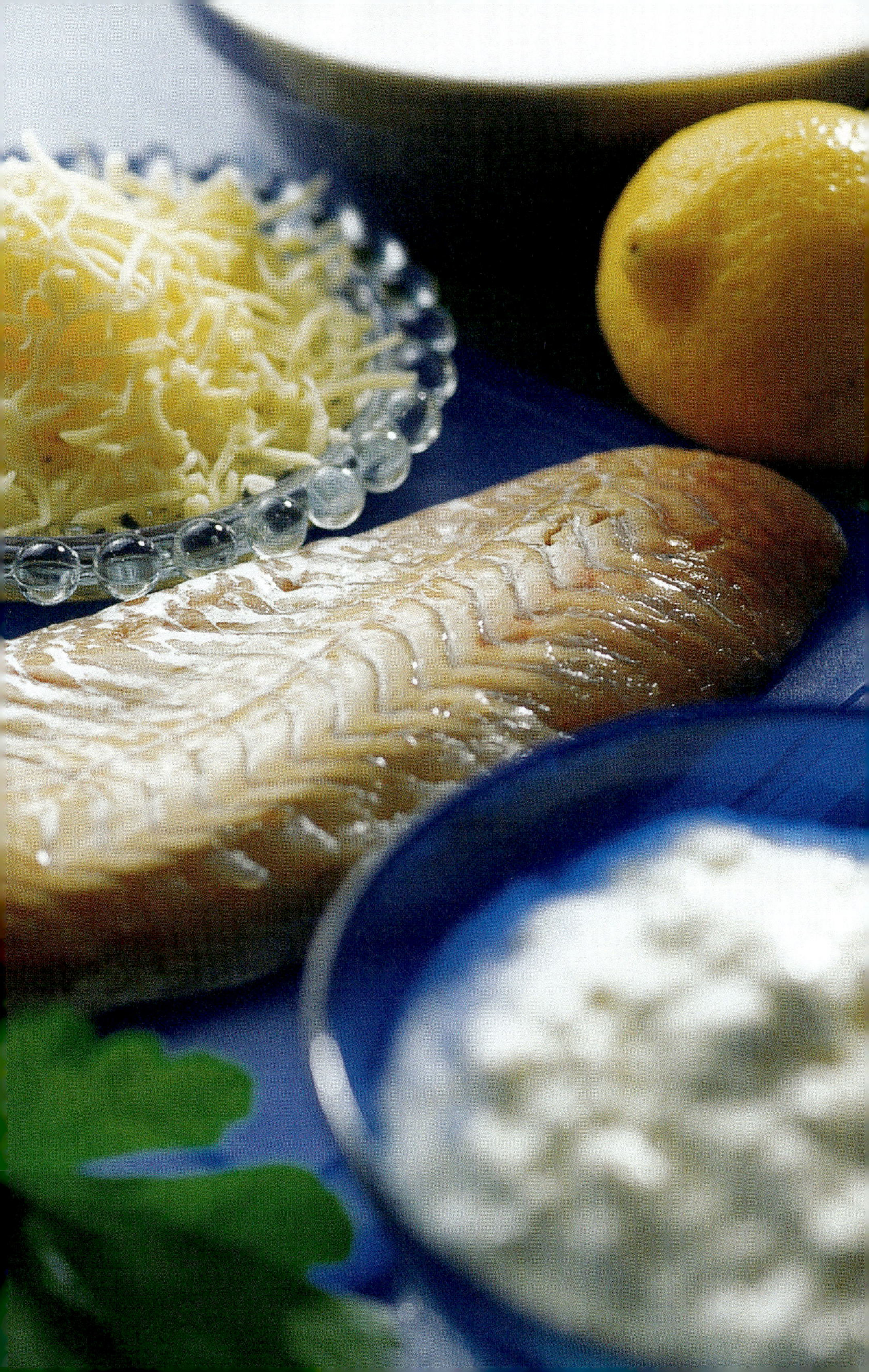

# Ingwer-Joghurt-Hähnchen

## Zutaten

| | |
|---|---|
| 4 | Hähnchenbrustfilets |
| 1 EL | Butter |
| 500 g | selbst gemachter Joghurt (s. S. 171) |
| 50 g | gemahlene Mandeln |
| 1 TL | geriebener Ingwer |
| | Salz |

## Zubereitung

- Die Hähnchenbrustfilets halbieren und kurz von beiden Seiten in Butter anbraten. Danach salzen.
- Den Joghurt mit den Mandeln und dem Ingwer vermengen. Die Hähnchenbrustfilets nebeneinander in eine Auflaufform legen und mit der Joghurtmischung bestreichen. Das Ganze 1/2 Stunde bei 160 °C im Backofen backen.

*(Rezept von Zairun und Aleesa Hosein)*

# Hähnchenkroketten

## Zutaten

| | |
|---|---|
| 1 | kleine Zwiebel |
| 500 g | gekochtes Hähnchenfleisch (ohne Knochen) |
| 1 | Ei |
| 1 EL | gehackte frische Petersilie |
| 2–3 EL | gemahlene Mandeln |
| | Salz, Pfeffer |
| 2–3 EL | Butter |
| | Petersilie und Zitronenscheiben zum Garnieren |

## Zubereitung

- Die Zwiebel vierteln und mit dem Hähnchenfleisch, dem Ei und der gehackten Petersilie mit dem Pürierstab pürieren. Nach Belieben können das Hähnchenfleisch und die Zwiebel gewürfelt und mit dem Ei und der Petersilie verrührt werden.
- Das Ganze mit der Hälfte der gemahlenen Mandeln vermischen und mit Salz und Pfeffer abschmecken. Mit feuchten Händen Kroketten formen. Sollte die Mischung noch nicht fest genug sein, löffelweise weitere gemahlene Mandeln hinzufügen.
- Die Kroketten in Butter bei mittlerer Hitze von allen Seiten goldgelb braten. Mit Petersilie und Zitronenscheiben garnieren und heiß servieren.

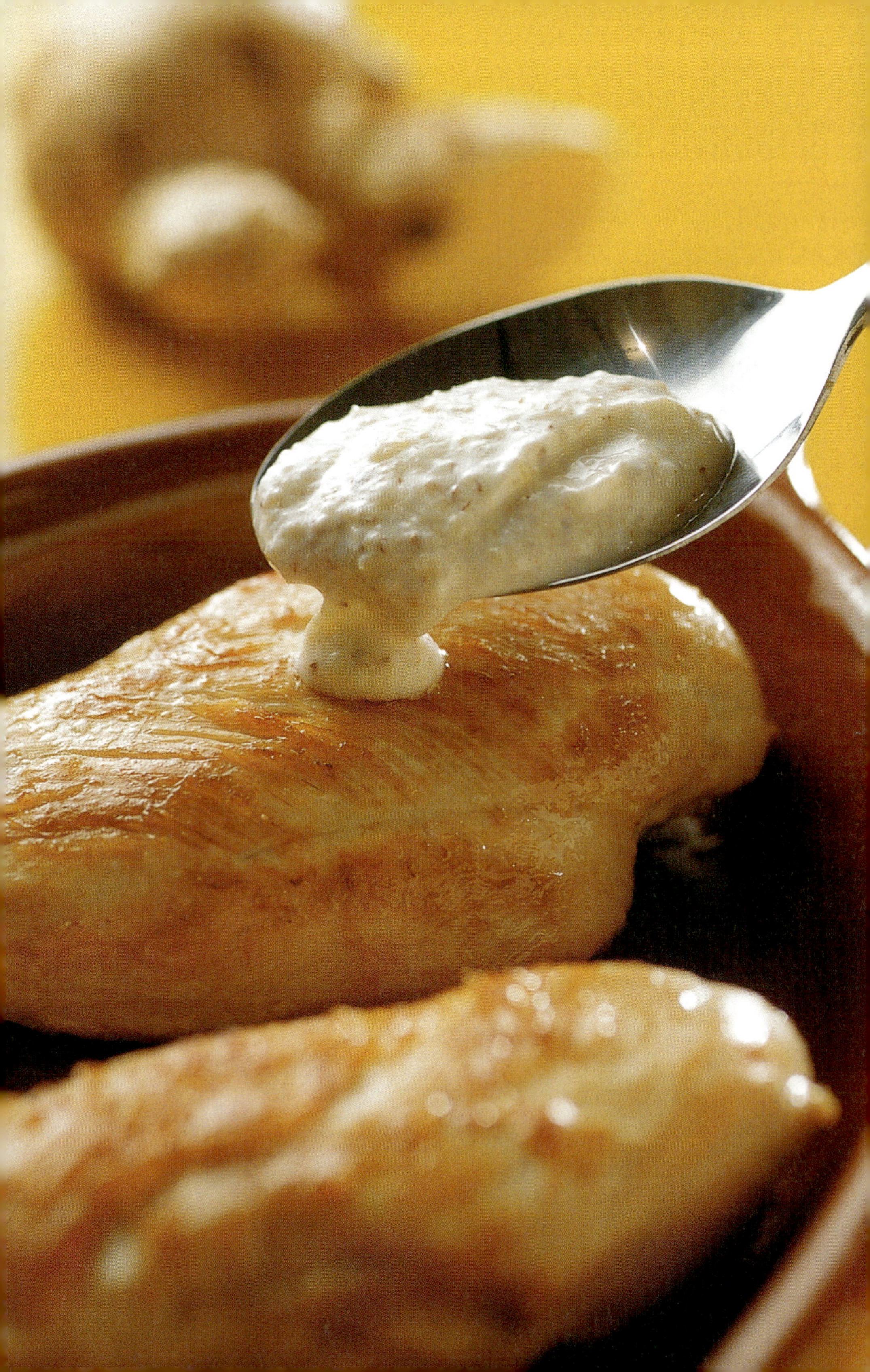

# Honig-Knoblauch-Spareribs

## Zutaten

*1,5 kg Schweinerippchen oder Schweinshaxe (nicht geräuchert)*

*125 ml flüssiger Honig*

*250 ml Wasser*

*1 TL Salz*

*2–4 EL zerdrückter Knoblauch*

## Zubereitung

- Das Fleisch anbraten und in eine Auflaufform geben. Von der Haxe das Fett entfernen. Den Honig mit dem Wasser, dem Salz und dem Knoblauch verrühren.
- Das Fleisch mit der Honigmarinade bestreichen, dann mindestens 1 Stunde bei 190 °C im Backofen braten, bis der Honig auf dem Fleisch anfängt zu karamellisieren. Das Fleisch während des Bratvorgangs mindestens zweimal wenden und mit dem Bratensatz bestreichen.

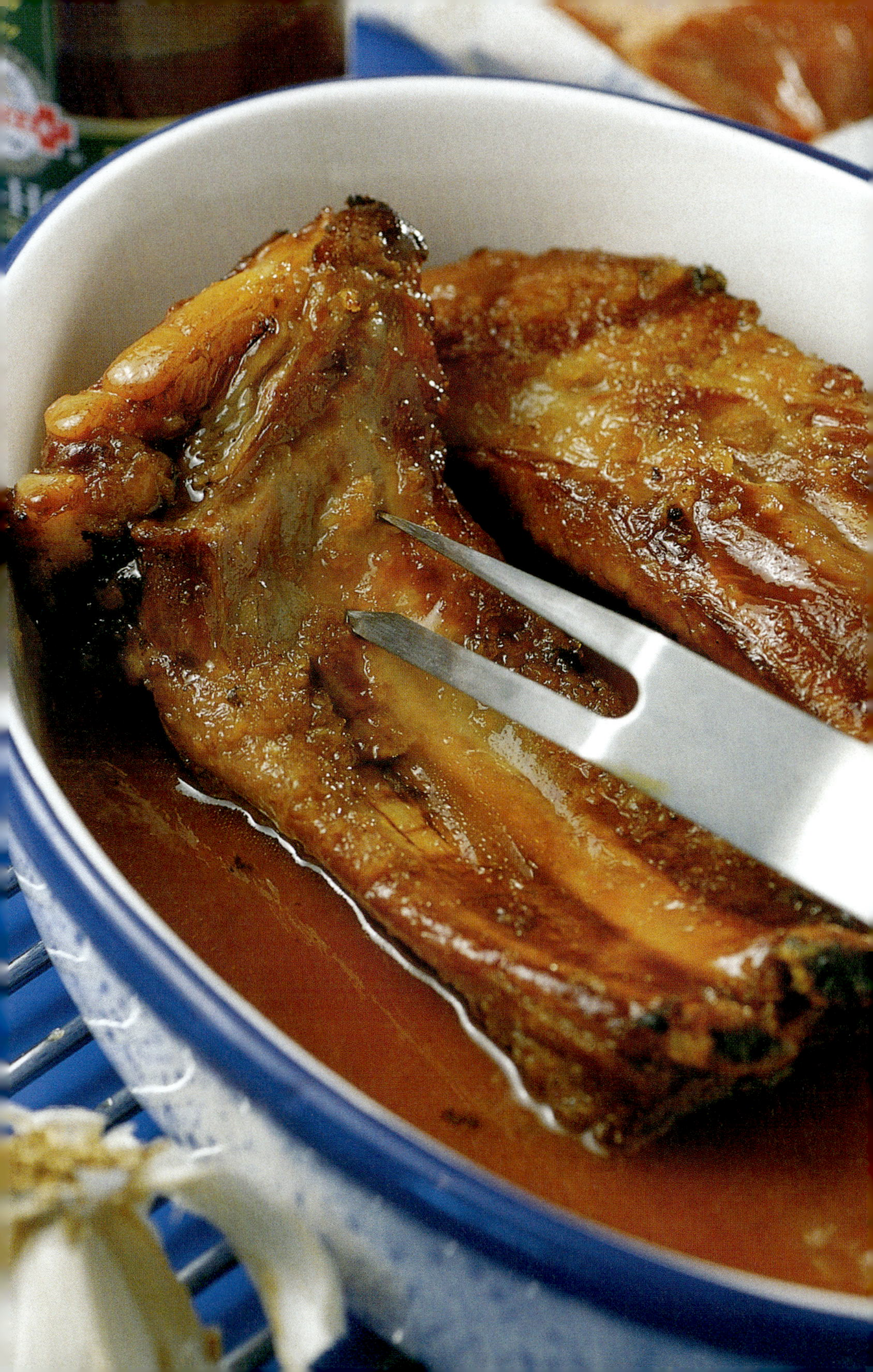

# Hähnchenflügel mit Honig und Knoblauch

## Zutaten

*1 kg Hähnchenflügel*
*Salz, Pfeffer*
*1 EL Butter*
*50 ml flüssiger Honig*
*1 EL Zitronensaft*
*1 TL geriebene Zitronenschale*
*1 zerdrückte Knoblauchzehe*

## Zubereitung

- Die Hähnchenflügel nebeneinander in eine Auflaufform geben und leicht mit Salz und Pfeffer würzen. Die Butter zerlassen, dann mit Honig, Zitronensaft, geriebener Zitronenschale und Knoblauch vermischen.
- Die Hähnchenflügel mit der Hälfte der Honigmarinade bestreichen, danach im Backofen ca. 15 Minuten bei 180 °C backen. Mit der restlichen Marinade bestreichen und weiterbacken, bis sie knusprig und zart sind.

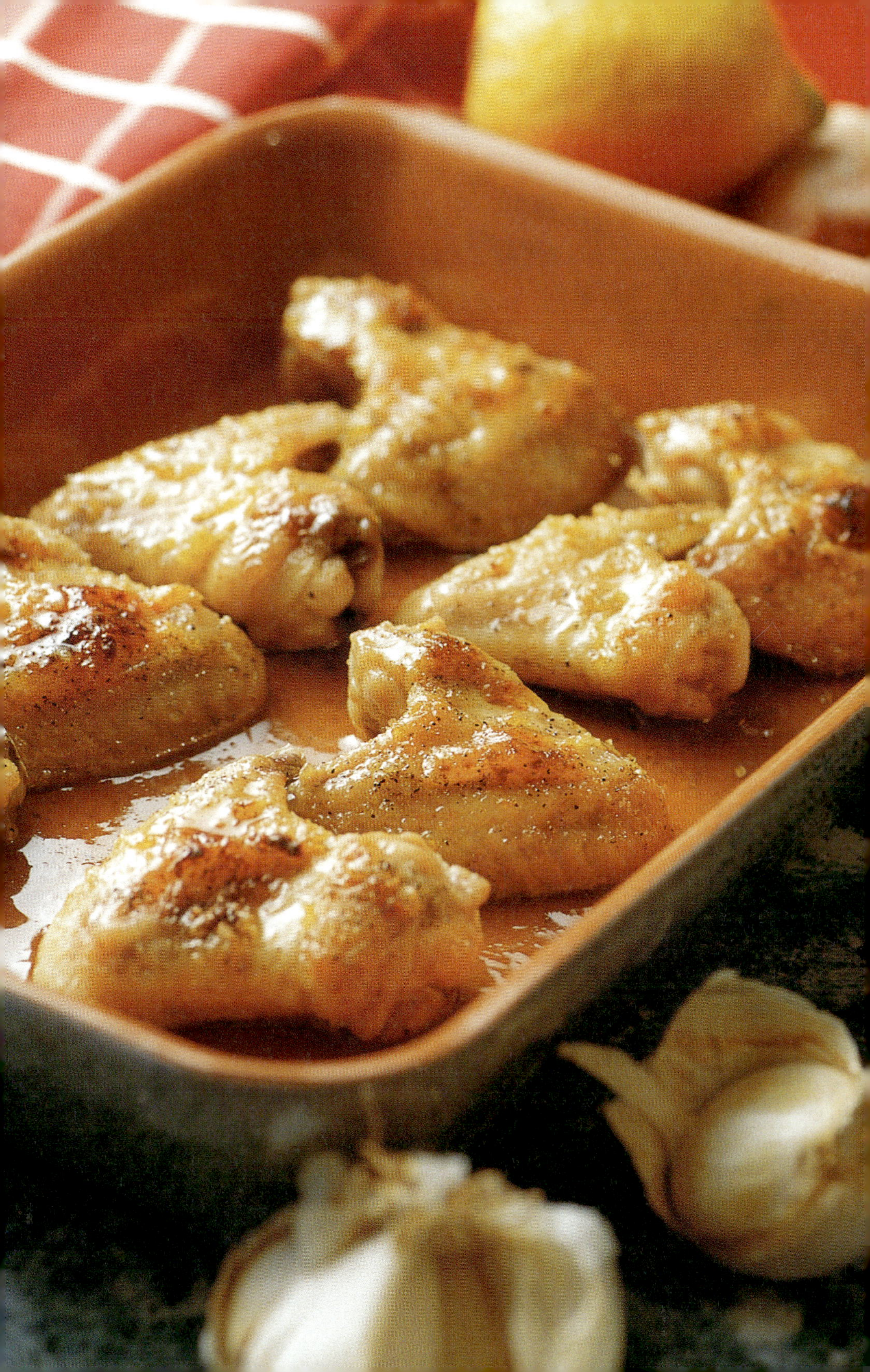

# Pizza

## Zutaten

### Pizzaboden

| | |
|---|---|
| 1 | *mittelgroßer Zucchino* |
| 40 g | *Mandeln* |
| 3 | *Eier* |
| 50 g | *geriebener Hartkäse (jeder erlaubte Hartkäse ist geeignet; s. S. 177 ff.)* |
| 50 g | *geriebener Parmesan* |
| 1 EL | *gehacktes frisches Basilikum oder 1/4 EL getrocknetes Basilikum* |
| 1/4 TL | *Salz* |

### Pizzabelag

| | |
|---|---|
| 350 g | *Hartkäse* |
| 250 ml | *passierte Tomaten* |
| | *Belag nach Belieben (z.B. Oliven, Paprikastreifen, gebratener Frühstücksspeck, gekochter Schinken ohne Zuckerstoffe, Sardellen oder Tomatenscheiben)* |

## Zubereitung

### Pizzaboden

- Den Zucchino waschen, grob raspeln und salzen. 15 Minuten stehen lassen, dann mit der Rückseite eines Holzlöffels das Wasser aus dem Zucchino drücken und weggießen. Die Mandeln in der Küchenmaschine oder der Getreidemühle mahlen. Die Eier leicht schlagen und mit Zucchino, Mandeln, Käse, Basilikum und Salz vermischen.
- Den Pizzateig auf ein geöltes Backblech geben und gleichmäßig ausstreichen. 15 Minuten bei 160 °C im Backofen backen. Dann mit Öl bestreichen und weitere 5 Minuten backen.

### Pizzabelag

- Den Käse in feine Scheiben schneiden. Den Pizzaboden gleichmäßig damit belegen, dann die passierten Tomaten großzügig darauf verteilen. Die gewünschten Zutaten auf die Tomaten legen und die Pizza 25 Minuten bei 180 °C im Backofen backen. Heiß servieren und einen gemischten Salat dazu reichen.

### Tipp

- *Zur Herstellung eines Pizzabodens kann auch das Rezept für das Käsebrot (s. S. 124) verwendet werden. Für eine große Pizza wird ca. ein Drittel der angegebenen Menge benötigt. Den Teig auf ein geöltes Backblech geben und ca. 1 cm dick ausstreichen. Bei 180 °C goldgelb backen.*

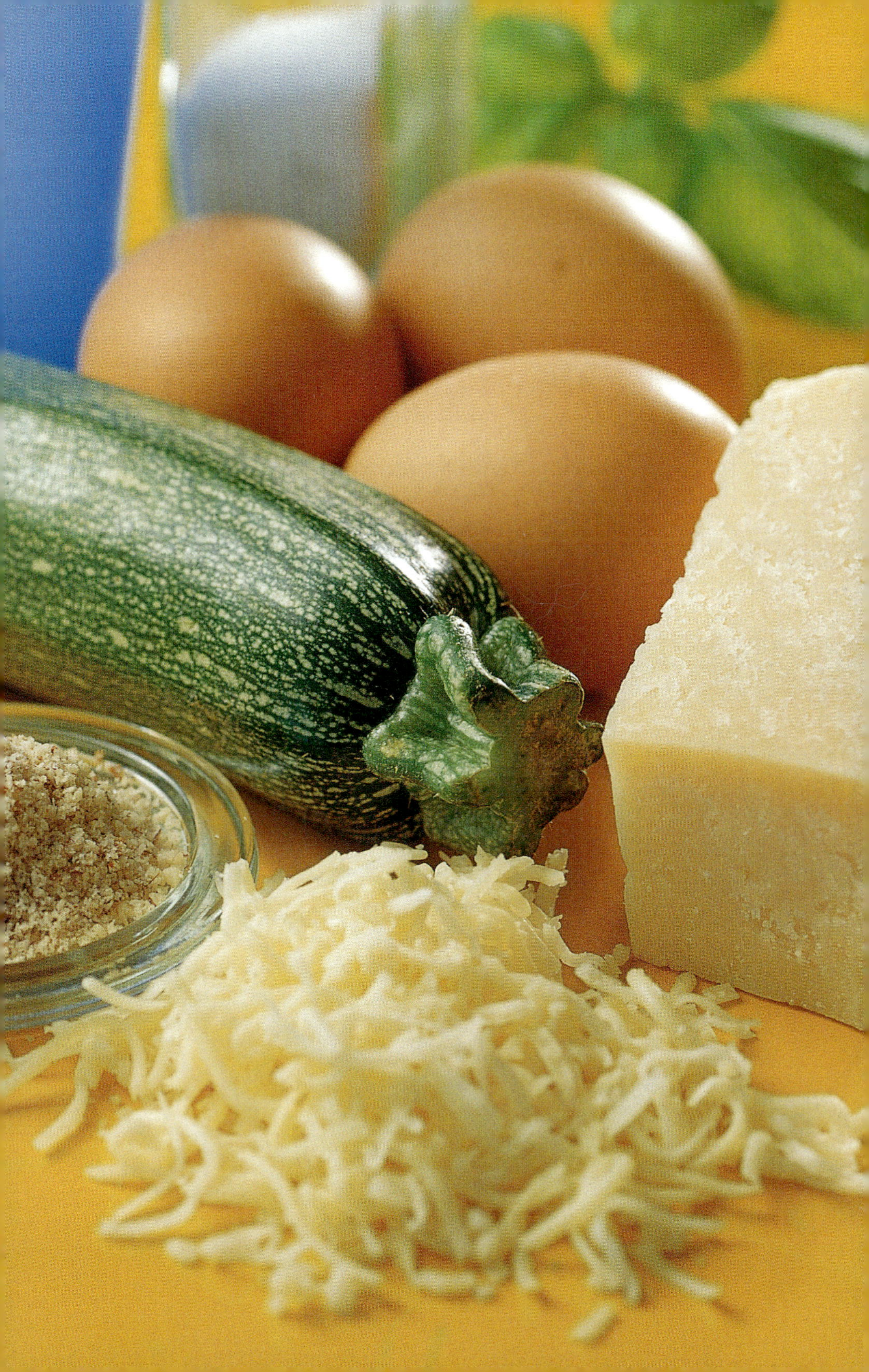

# Geflügelfüllung

### Zutaten

| | |
|---|---|
| *350 g* | *getrocknete weiße Bohnen* |
| *100 g* | *Zwiebel* |
| *1* | *Sellerie* |
| *1 TL* | *Salbei* |
| *1 TL* | *Thymian* |
| | *gehackte frische Petersilie (nach Belieben)* |

### Zubereitung

- Die Bohnen über Nacht einweichen. Dann das Wasser abgießen und die Bohnen unter fließendem Wasser gut abspülen. Mit frischem Wasser bedecken und bei geringer Hitze ca. 2 Stunden garen. Die Bohnen vor dem Kochen nicht salzen, da sie sonst nicht gar werden.
- Die Zwiebel würfeln, den Sellerie schälen und würfeln. Beides mit den Kräutern unter die Bohnen mischen und alles mit einem Kartoffelstampfer zerdrücken. Mit Salz und Pfeffer abschmecken. Einen Truthahn oder eine Poularde mit der Mischung füllen und das Ganze im Ofen braten.

# Bratensoße Nr. 1

### Zutaten

| | |
|---|---|
| | *Rinder-, Schweinebraten oder Geflügel* |
| *1* | *Zwiebel* |

### Zubereitung

- Während der Braten oder das Geflügel im Backofen schmort, die Zwiebel in etwas Wasser weich kochen. Sobald das Fleisch gar ist, den Bratensaft in eine Schüssel geben und die oberste Fettschicht abschöpfen. Die gekochte Zwiebel zum Bratensaft geben und das Ganze pürieren.

# Bratensoße Nr. 2

## Zutaten

| | |
|---|---|
| | *Bratensaft* |
| | *selbst gemachte Mayonnaise (s. S. 90; 2 EL auf 230 ml Bratensaft)* |

## Zubereitung

- Den Bratensaft mit der Mayonnaise vermengen und das Ganze bei mittlerer Hitze unter ständigem Rühren 1–2 Minuten erhitzen.

*(Rezept von Roberta Young)*

# »Spaghetti« mit Soße

## Zutaten

| | |
|---|---|
| *1* | *große Zwiebel* |
| *1–2* | *Knoblauchzehen (nach Belieben)* |
| *1 EL* | *Olivenöl* |
| *500 g* | *mageres Hackfleisch* |
| *1,4 l* | *passierte Tomaten* |
| *3–4* | *frische Tomaten (nach Belieben)* |
| *1* | *Lorbeerblatt* |
| *1/2–1 TL* | *Oregano* |
| | *Salz, Pfeffer* |
| *1* | *Spaghettikürbis* |

## Zubereitung

### Soße

- Die Zwiebel und den Knoblauch würfeln. Kurz in Öl anbraten und beiseite stellen. Das Hackfleisch kurz anbraten, dann mit den Tomaten, den Zwiebeln, dem Knoblauch und den Gewürzen in einen großen Topf geben. Alles bei geringer Hitze köcheln lassen, bis die gewünschte Konsistenz erreicht ist.

### Spaghettikürbis

- Den Kürbis der Länge nach halbieren. Die Hälften über Dampf garen, bis das Fruchtfleisch weich ist. Die Fäden mit einer Gabel entnehmen und mit der Soße und etwas geriebenem Parmesan (oder anderem Hartkäse) servieren.

### Tipp

- *Die Spaghettisoße kann z. B. auch zu weißen Bohnen, Zucchini oder Butternutkürbis serviert werden.*

# Gemüse mit Huhn, Rind- oder Schweinefleisch

## Zutaten

| |
|---|
| *Hähnchenbrust, Rind- oder Schweinefleisch* |
| *Butter* |
| *flüssiger Honig (nach Belieben)* |
| *Gemüsemischung aus Möhren, Sellerie, Blumenkohl, Brokkoli, Zucchini, Tomaten, Paprikaschoten, Zwiebeln, Pilzen, Erbsen (nach Belieben)* |
| *Salz, Pfeffer* |

## Zubereitung

- Das Huhn über Dampf garen, dann die Haut entfernen und die Knochen vom Fleisch lösen. Das Fleisch in mundgerechte Stücke schneiden. In Butter anbraten und nach Belieben mit etwas Honig abschmecken.
- Den Rinder- oder Schweinebraten im Backofen garen. In mundgerechte Streifen schneiden (gegen die Maserung) und in Butter anbraten. Es können auch Bratenreste für das Gericht verwendet werden.
- Die Möhren und den Sellerie schälen und würfeln. Den Blumenkohl und den Brokkoli waschen, den Strunk entfernen und den restlichen Blumenkohl und Brokkoli in Röschen zerteilen. Die Zucchini und die Tomaten waschen und in Scheiben schneiden. Die Paprikaschoten waschen und in Streifen schneiden. Die Zwiebeln würfeln, die Pilze waschen und putzen.
- In einer großen Pfanne oder einem Wok zunächst die Möhren, den Blumenkohl und den Brokkoli in Butter andünsten, da diese Gemüsesorten etwas mehr Zeit zum Garen benötigen. Nach einigen Minuten Sellerie, Zucchini, Paprikaschoten, Zwiebeln, Pilze und Erbsen dazugeben und alles bei geringer Hitze weiterdünsten. Die Tomaten hinzufügen und ca. 1 Minute mitdünsten.
- Mit Salz und Pfeffer abschmecken. Das zubereitete Fleisch hinzufügen und das Gericht heiß servieren.

# Zucchiniauflauf

## Zutaten

| | |
|---|---|
| | *Zwiebeln* |
| | *Zucchini* |
| | *frische Tomaten* |
| | *Paprikaschoten* |
| *1 EL* | *Olivenöl auf 500 g Gemüse* |
| *50 g* | *geriebener Parmesan (nach Belieben)* |
| | *Oregano* |
| | *Salz, Pfeffer* |

## Zubereitung

- Die Zwiebeln in Ringe schneiden. Die Zucchini und die Tomaten waschen und in Scheiben schneiden. Die Paprikaschoten waschen und in Streifen schneiden. Alles vermischen und in eine Auflaufform geben.
- Das Gemüse mit dem Olivenöl begießen und mit Oregano, Salz und Pfeffer bestreuen. Dann den geriebenen Käse darauf verteilen. Der Boden der Auflaufform sollte mindestens 1 1/2 cm hoch mit Flüssigkeit bedeckt sein, ggf. noch etwas Wasser hinzufügen.
- Das Ganze unter gelegentlichem Umrühren bei 200 °C im Backofen backen, bis das Gemüse gar ist.

# Gefüllte Zucchini

## Zutaten

| | |
|---|---|
| *400 g* | *Hackfleisch* |
| *5 EL* | *Butter* |
| *6* | *Zucchini* |
| *2* | *Eier* |
| *1* | *zerdrückte Knoblauchzehe* |
| *100 g* | *geriebener Hartkäse (z. B. Cheddar oder Gouda)* |
| *1 EL* | *gehacktes frisches Basilikum oder 1/4 TL getrocknetes Basilikum* |
| | *Salz, Pfeffer* |

## Zubereitung

- Das Hackfleisch in 1 EL Butter anbraten. Die Zucchini waschen, der Länge nach halbieren und das Fruchtfleisch herauslösen. Dabei einen Rand von 1/2–1 cm stehen lassen.
- Das Fruchtfleisch fein würfeln. Mit der Rückseite eines Holzlöffels so viel Flüssigkeit wie möglich aus den Zucchiniwürfeln herauspressen und weggießen. Die restliche Butter zerlassen, die Eier leicht schlagen. Dann die Hälfte der Butter mit Zucchiniwürfeln, Knoblauch, Hackfleisch, Käse, Eiern und Basilikum verrühren. Salz und Pfeffer hinzufügen.
- Die Zucchinihälften auf ein gefettetes Backblech legen und mit der Hackfleischmischung füllen. Den Rest der Butter auf die gefüllten Zucchini verteilen. Das Ganze 20–30 Minuten bei 200 °C im Backofen backen und heiß servieren.

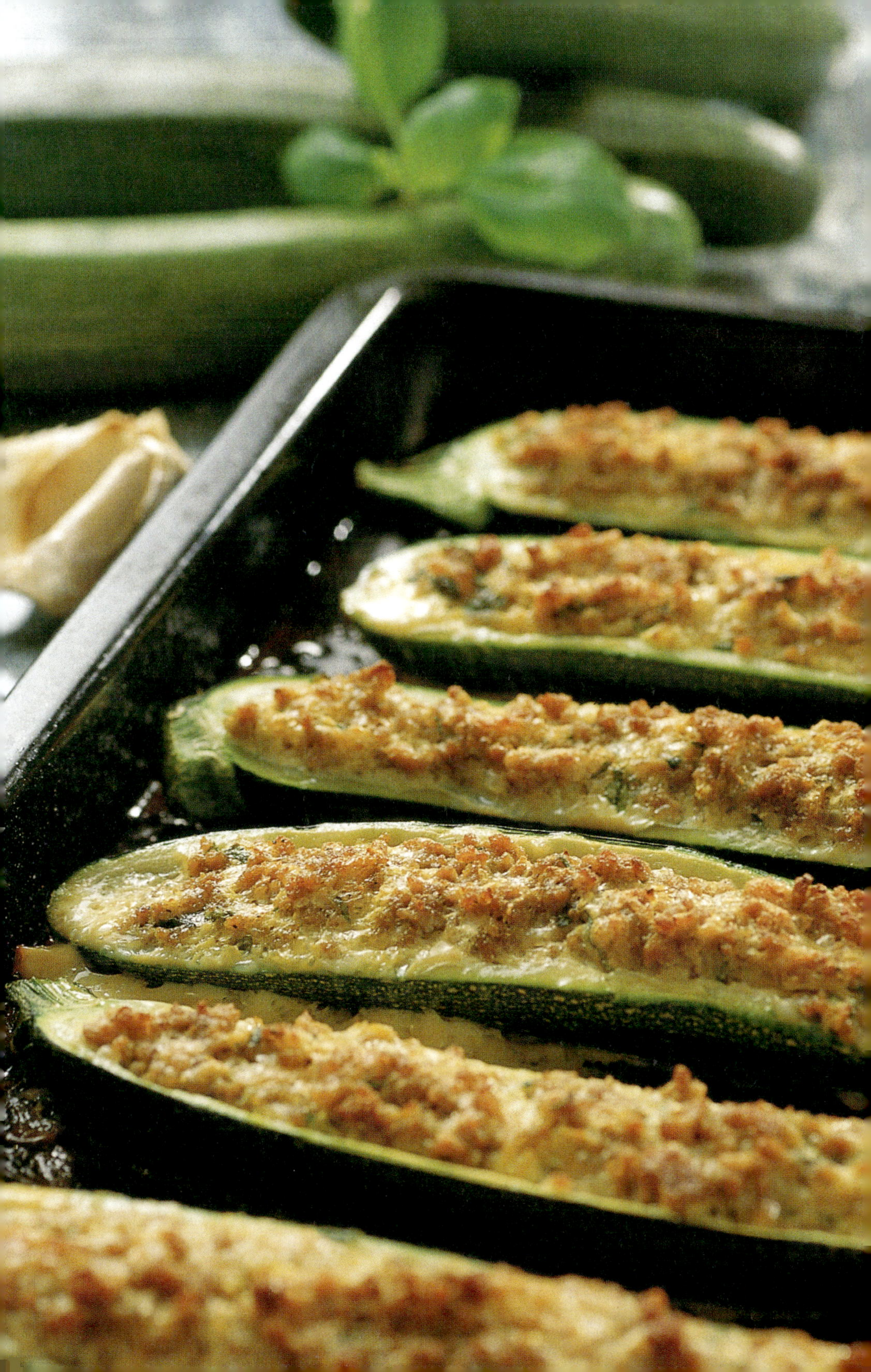

# Zucchinilasagne

## Zutaten

| | |
|---|---|
| 700 g | Hackfleisch |
| | Pflanzenöl |
| 2 | mittelgroße Zucchini |
| 1 | mittelgroße Zwiebel |
| 100 g | Champignons (nach Belieben) |
| 400 g | laktosefreier Quark (s. S. 178) |
| 250 g | passierte Tomaten |
| 1 TL | Oregano |
| 1/4 TL | getrocknetes Basilikum |
| | Salz, Pfeffer |
| 50 g | geriebener Hartkäse (z. B. Cheddar, Butterkäse oder Tilsiter) |

## Zubereitung

- Das Hackfleisch in Öl anbraten. Die Zucchini waschen und der Länge nach in 1–1 1/2 cm dicke Scheiben schneiden. Die Scheiben auf dem Boden einer Auflaufform verteilen.
- Die Zwiebel würfeln, die Champignons waschen, putzen und in Scheiben schneiden. Den Quark mit dem Hackfleisch, der Zwiebel und den Champignons vermischen und das Ganze auf den Zucchinischeiben verteilen.
- Die passierten Tomaten mit dem Oregano und dem Basilikum vermengen und mit Salz und Pfeffer würzen. Die Soße über die Hackfleischmischung gießen und anschließend mit Käse bestreuen.
- Die Lasagne bei 190 °C im Backofen backen, bis die Zucchini gar sind. Entweder heiß als Hauptgericht oder kalt als Vorspeise servieren.

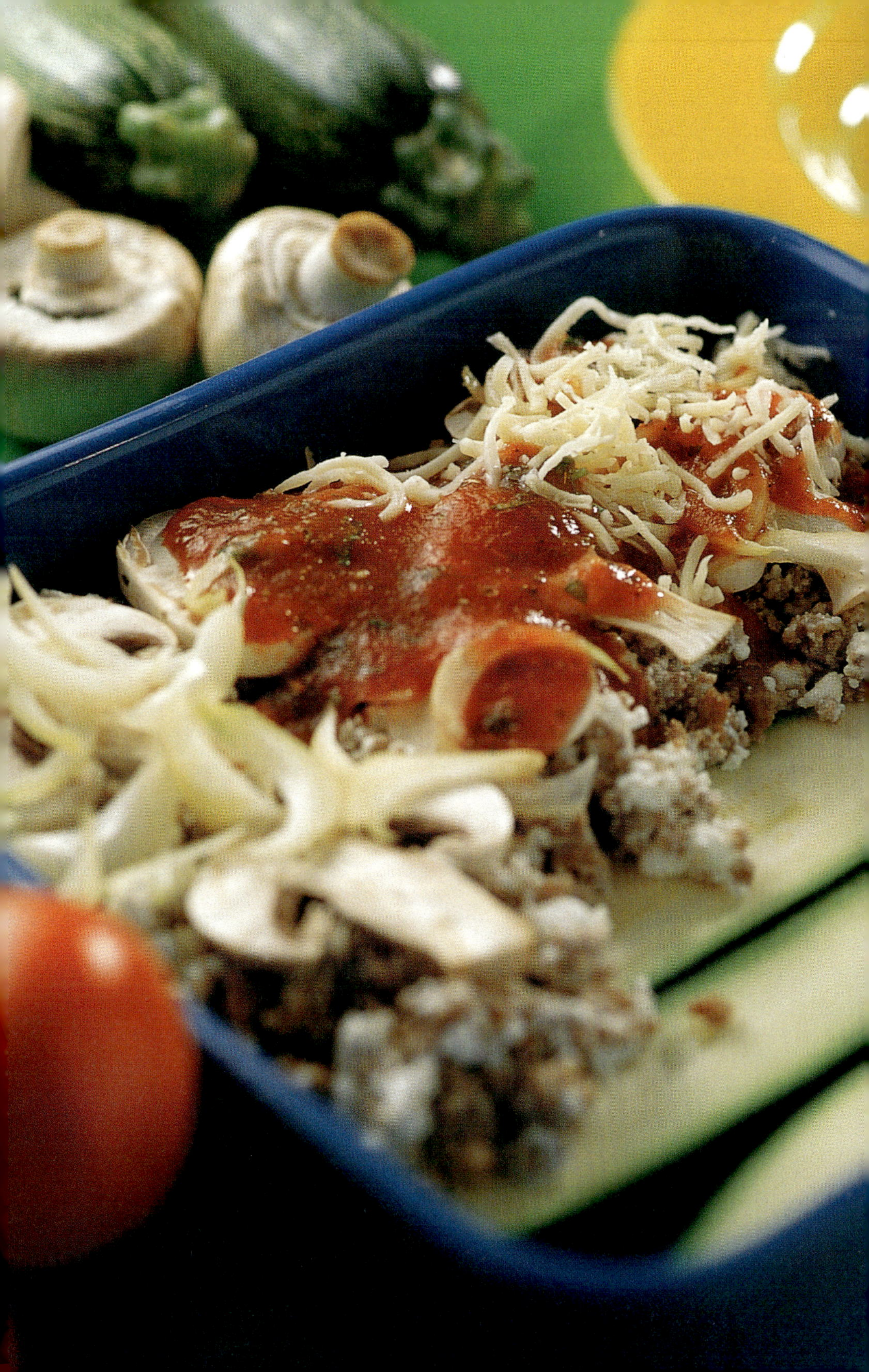

# Hackbraten mit Gemüse

## Zutaten

| | |
|---|---|
| *1* | *Selleriestange* |
| *1* | *mittelgroße Zwiebel* |
| *1* | *Möhre* |
| *1/2* | *Paprikaschote* |
| *1* | *mittelgroße frische Tomate oder 130 g passierte Tomaten* |
| *1* | *Ei* |
| *1* | *Petersilienzweig* |
| *700 g* | *Hackfleisch* |
| | *selbst gemachter Ketchup (s. S. 78)* |

## Zubereitung

- Die Selleriestange waschen, putzen und ebenso wie die Zwiebel würfeln. Die Möhre schälen, die halbe Paprikaschote waschen und beides würfeln. Die Tomate waschen und vierteln.
- Die Tomatenviertel oder die passierten Tomaten mit dem Ei in einem Mixer oder mit dem Pürierstab verrühren. Das restliche Gemüse und die Petersilie hinzufügen und alles pürieren.
- Das Gemüsepüree mit dem Hackfleisch vermischen und das Ganze mit Salz und Pfeffer würzen. In eine Auflaufform geben und Ketchup darauf verteilen. Im Backofen bei 180 °C ca. 1 Stunde backen.

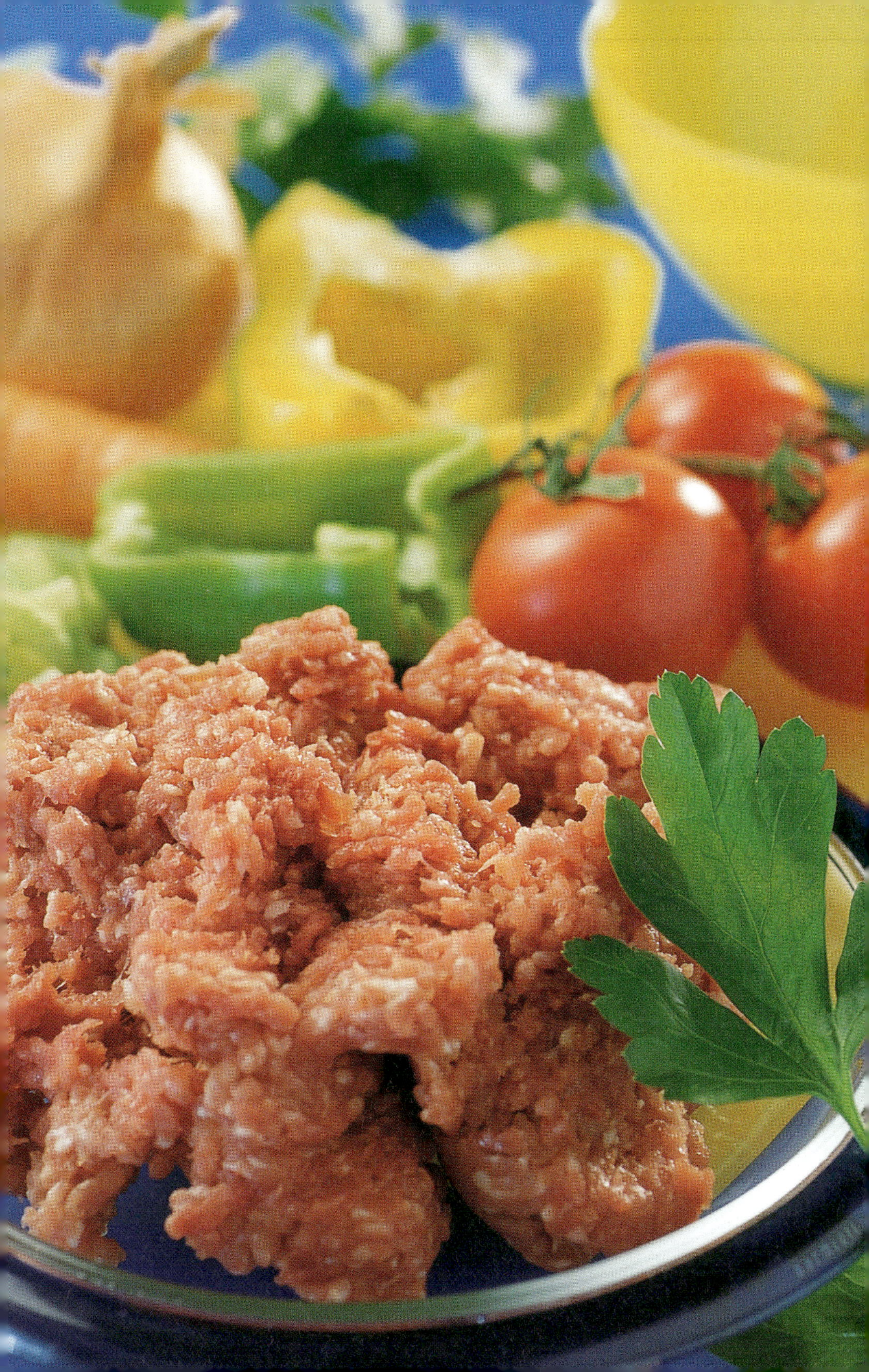

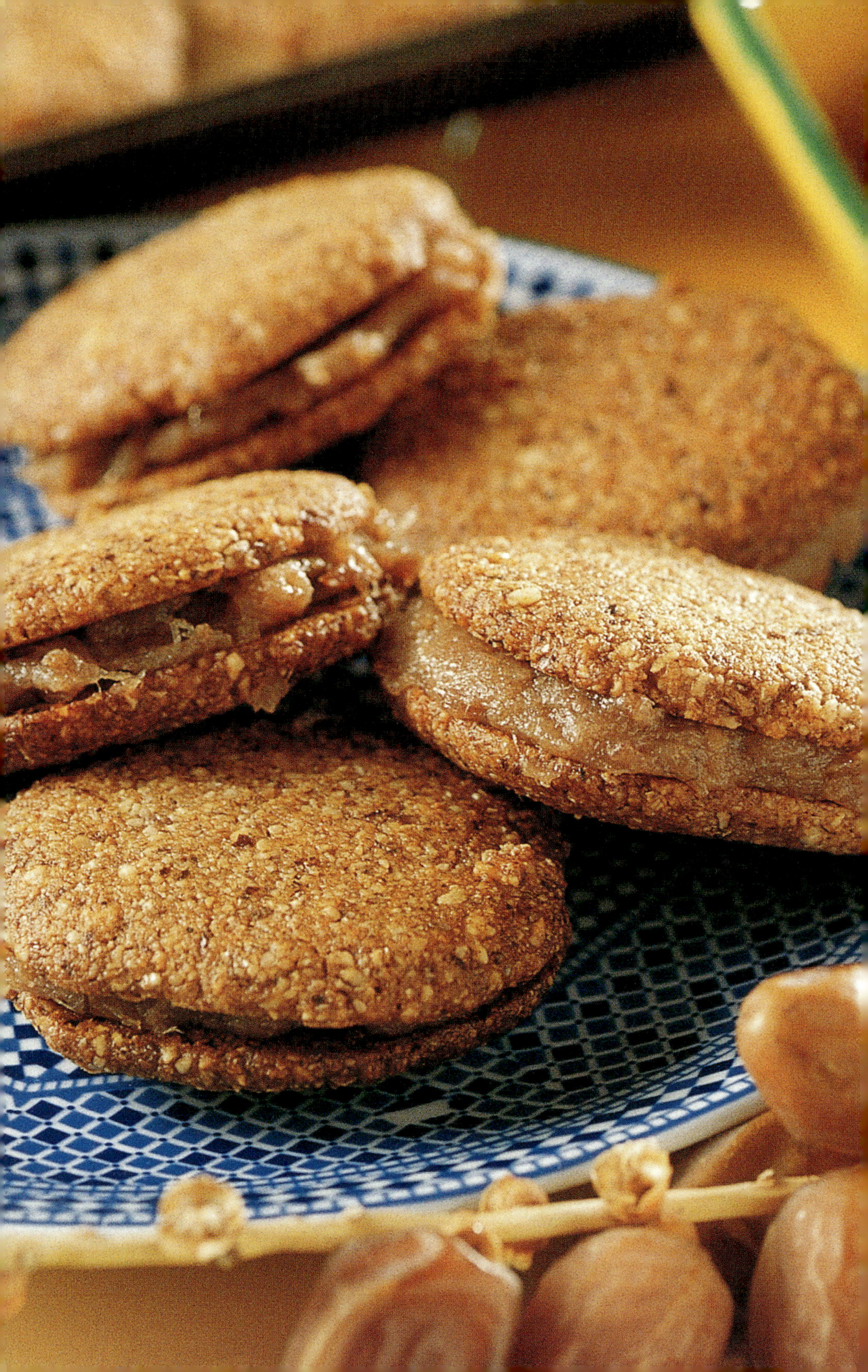

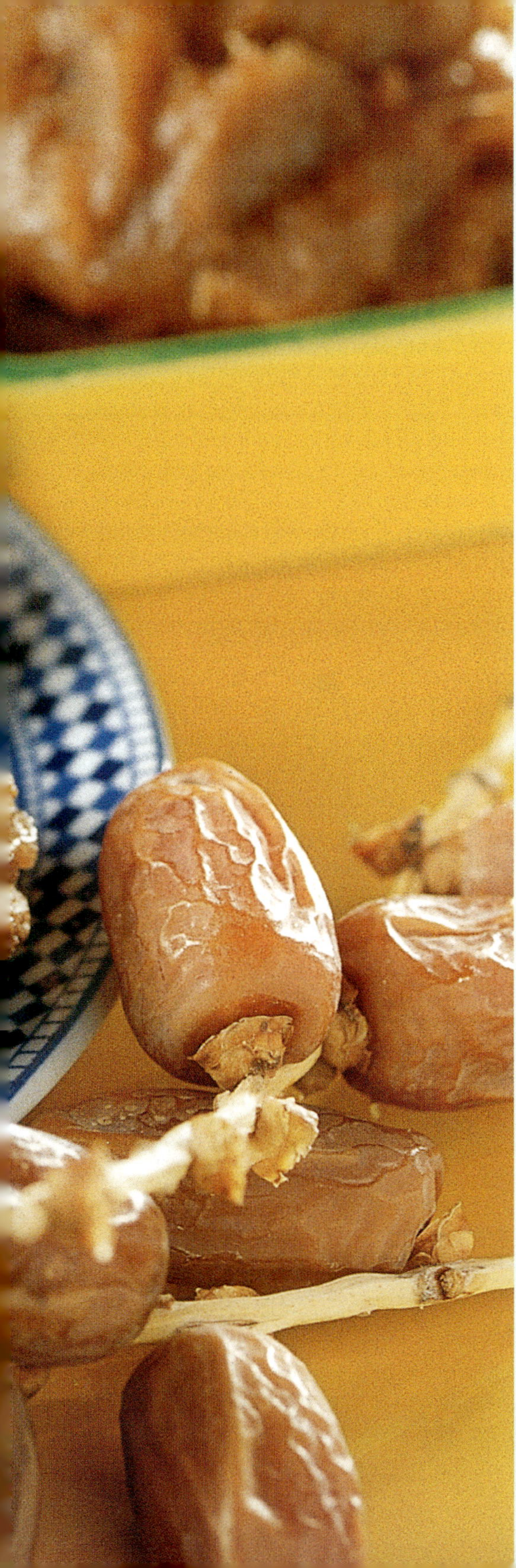

# Brot, Kuchen und Kleingebäck

# Grundrezept für Muffins und Brot

## Zubereitung

- Für die Zubereitung von Muffins und Brot eignen sich Walnüsse, Mandeln, Pekannüsse und Haselnüsse. Erdnüsse sollten nicht verwendet werden. Ungeröstete Cashewkerne sind sehr beliebt, obwohl sie vergleichsweise teuer sind. Achten Sie jedoch darauf, dass sie ordnungsgemäß gelagert wurden, da sie leicht verderblich sind. Geröstete Cashewkerne enthalten meist Stärke und sind daher nicht erlaubt. Die Wahl der Nusssorte sollte sich nach Preis, Verfügbarkeit und geschmacklicher Vorliebe richten.
- Mandeln sind sehr zu empfehlen, da sie schmackhaft und gleichzeitig preisgünstig sind. Für die nachfolgenden Gerichte sind sowohl geschälte wie auch ungeschälte Mandeln geeignet. Zu Beginn der Diät sollten Sie auf ungeschälte Mandeln verzichten, da sie Darmgase verursachen können; nach einer erheblichen Verbesserung des Befindens können sie jedoch problemlos verwendet werden. Die Schale wird durch Blanchieren in kochendem Wasser angelöst und dann entfernt.
- Die gemahlenen Nüsse müssen eine mehlartige Konsistenz besitzen. Zu fein gemahlene Nüsse ergeben Nussbutter, die zwar erlaubt ist, den Teig jedoch zu flüssig werden lässt.
- Es ist ratsam, in den ersten drei bis vier Wochen der Diät die Nüsse, wenn möglich, selber zu mahlen. Nur so können Sie sicher sein, dass die Nüsse frisch sind und keinerlei Zusatzstoffe enthalten.
- Nüsse lassen sich hervorragend in einer Küchenmaschine mahlen. Natürlich sind auch Getreidemühlen gut geeignet.

# Muffins (16 Stück)

## Zutaten

| | |
|---|---|
| *250 g* | *Nüsse* |
| *125 ml* | *flüssiger Honig* |
| *3* | *Eier (wenn Sie keine Eier verwenden wollen, nehmen Sie püriertes Obst)* |
| *1/2 TL* | *Natron* |
| *1* | *Prise Salz (nach Belieben)* |
| | *50 ml selbst gemachter Joghurt (s. S. 171), Fruchtsaft oder geschmolzene Butter* |

## Zubereitung

- Die Nüsse im Mixer mahlen und beiseite stellen. Den Honig und die Eier im Mixer vermengen. Die Mischung mit dem Natron und dem Salz unter die Nüsse rühren. Dann das Ganze mit dem Joghurt verrühren.
- Wird eine Küchenmaschine verwendet, zunächst die Nüsse in der Küchenmaschine mahlen. Dann Honig, Eier, Natron und Salz dazugeben und alles gründlich miteinander vermischen. Den Joghurt unterrühren.
- Die Vertiefungen des Muffinblechs einfetten oder Papier-Backförmchen hineinsetzen. Vertiefungen oder Förmchen jeweils zur Hälfte mit Teig füllen und die Muffins 15–20 Minuten bei 190 °C im Backofen backen.

### Anmerkungen

- *Da das Weizenmehl fehlt, kann es vorkommen, dass die Muffins nach dem Backen in sich zusammenfallen. Dies hat jedoch keinen Einfluss auf ihren Geschmack.*

### Variationen

- *40 g Rosinen oder Korinthen unter den Teig heben.*
- *Den Saft 1 Orange und etwas geriebene Orangenschale unter den Teig rühren.*
- *50 g gehacktes Trockenobst (z. B. Aprikosen, Ananas, Äpfel oder Birnen) und etwas geriebene Orangenschale mit dem Teig vermengen.*
- *1–2 TL geriebene Orangenschale und 1/2 TL Mandelaroma unter den Teig rühren.*
- *Kokosnuss-Nuss-Muffins: Einen Teil der gemahlenen Mandeln durch Kokosflocken (ungezuckert) ersetzen. Kokosflocken erst verwenden, wenn keine Durchfallbeschwerden mehr bestehen.*
- *Elaines Lieblingsvariation: 50 g frische oder gefrorene Heidelbeeren vorsichtig unter den Teig heben.*

# Käsebrot

## Zutaten

| | |
|---|---|
| *250 g* | *geschälte Mandeln (oder andere Nüsse)* |
| *3 EL* | *weiche Butter* |
| *100 g* | *geriebener milder Hartkäse (z. B. milder Cheddar oder Butterkäse)* |
| *3* | *Eier* |
| *1 TL* | *Natron* |
| *1* | *Prise Salz* |

## Zubereitung

- Die Mandeln mahlen, dann mit der Butter und dem Käse zu einem Teig verarbeiten. Eier, Natron und Salz unter den Teig kneten. Den Teig in eine gut gefettete Kastenform geben und im Backofen bei 180 °C goldgelb backen.

### Tipp

- *Dieses Brot kann in Scheiben geschnitten und als »armer Ritter« zubereitet werden. Dazu die Brotscheiben in geschlagene Eier tauchen und von beiden Seiten in heißer Butter goldgelb braten. Mit heißem Honigsirup (Honig mit etwas Wasser verdünnt und erhitzt) servieren.*

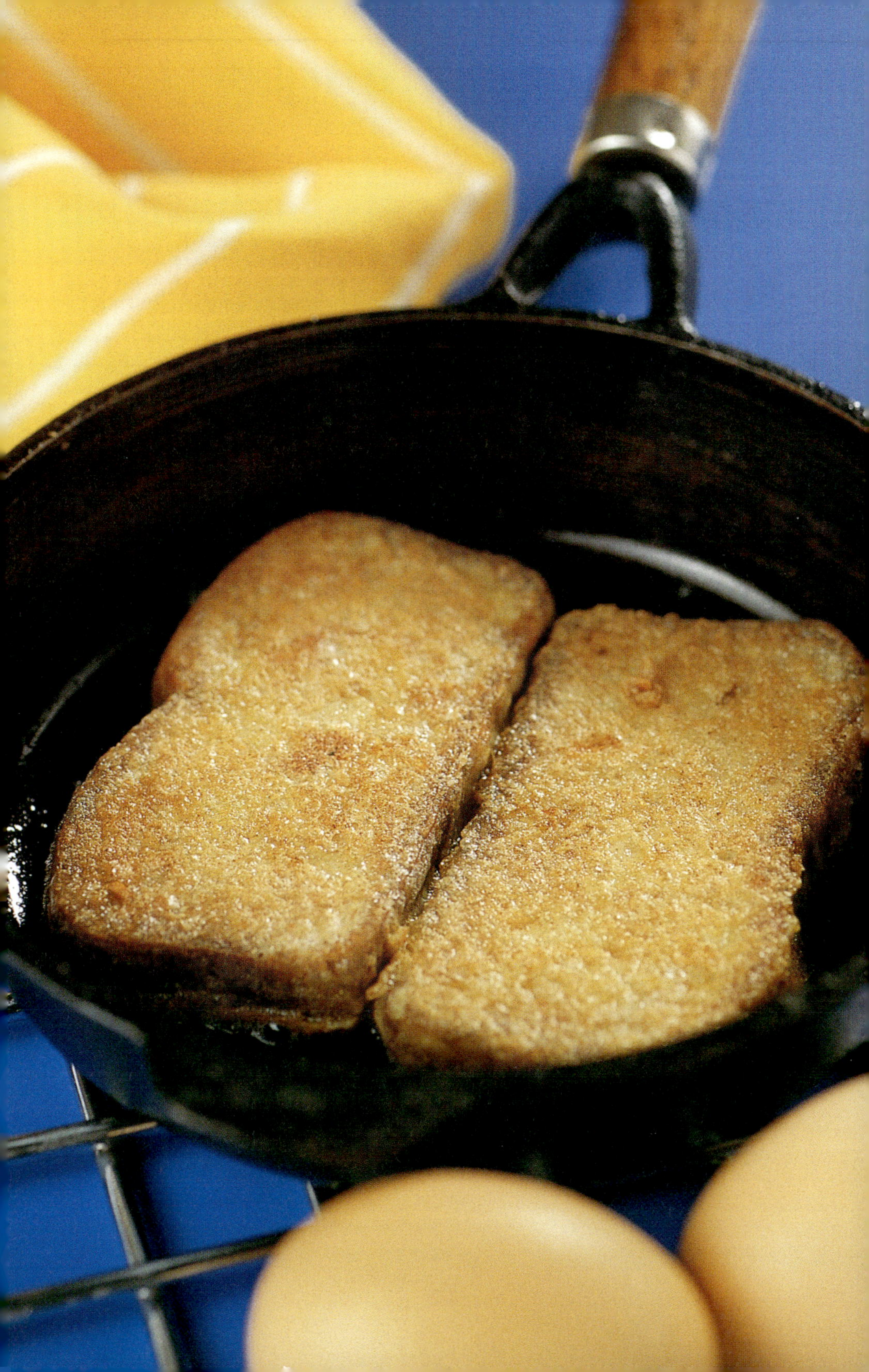

# Bananenpfannkuchen

## Zutaten

| | |
|---|---|
| 1 | *reife Banane* |
| 1 | *Ei* |
| | *Butter* |

## Zubereitung

- Die Banane zerdrücken, dann gründlich mit dem Ei verrühren. Den Pfannkuchen in heißer Butter bei mittlerer Hitze von beiden Seiten goldbraun braten. Mit heißem Honigsirup (Honig mit etwas Wasser verdünnt und erhitzt) servieren.

# Herbs Bohnenpfannkuchen

## Zutaten

| | |
|---|---|
| 200 g | *Bohnen* |
| 1 | *kleine Zwiebel* |
| 1 | *Ei* |
| 1/8 TL | *Natron* |
| | *Salz* |
| | *selbst gemachter Joghurt (nach Belieben; s. S. 171)* |
| | *Butter* |

## Zubereitung

- Die Bohnen über Nacht einweichen. Dann das Wasser abgießen und die Bohnen unter fließendem Wasser gut abspülen. Mit frischem Wasser bedecken und bei geringer Hitze ca. 2 Stunden garen. Die Bohnen vor dem Kochen nicht salzen, da sie sonst nicht gar werden. Gut abtropfen lassen.
- Die Zwiebel fein würfeln und mit Bohnen, Ei, Natron, Salz und Joghurt in der Küchenmaschine oder mit dem Handrührgerät verrühren. Sollte der Teig nicht flüssig genug sein, teelöffelweise noch etwas Joghurt hinzufügen und gut unterrühren.
- Die Pfannkuchen in geschmolzener, heißer Butter bei mittlerer Hitze von beiden Seiten jeweils 8–10 Minuten braten.

### Anmerkung

- *Sie können auch eine größere Menge Bohnen zubereiten und für später portionsweise einfrieren.*
- *Die Bohnenpfannkuchen sind erst dann zu empfehlen, wenn keine Durchfallbeschwerden mehr bestehen.*

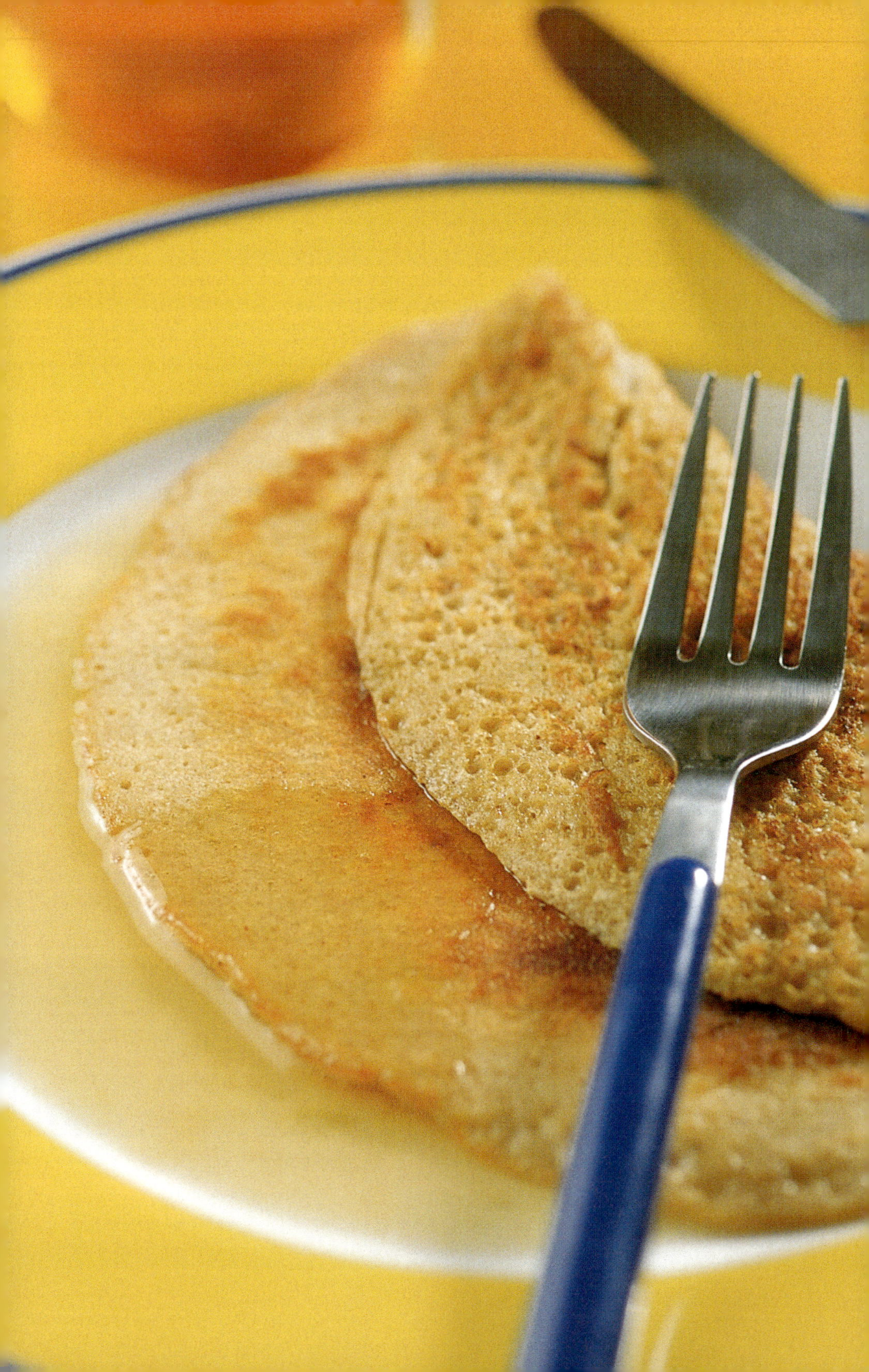

# Lois Langs leckeres Brot

## Zutaten

| | |
|---|---|
| 250 g | geschälte Mandeln |
| 60 g | Butter |
| 3 | Eier |
| 200 g | laktosefreier Quark (s. S. 178) |
| 1 TL | Natron |
| 1/4 TL | Salz |

## Zubereitung

- Die Mandeln in der Getreidemühle oder der Küchenmaschine mahlen und beiseite stellen. Die Butter zerlassen, dann mit Eiern, Quark, Natron und Salz in der Küchenmaschine zu einem butterweichen Teig verrühren.
- Die gemahlenen Mandeln zum Teig geben und das Ganze verrühren oder – wenn der Teig sehr fest ist – mit den Händen kneten. Eine Kastenform einfetten und den Boden mit gemahlenen Mandeln bestreuen. Den Teig mit angefeuchteten Händen zu einem Laib formen und in die Form legen.
- Im Backofen bei 180°–190 °C ca. 1 Std. backen. Mithilfe eines Messers testen, ob das Brot gar ist. Wenn das Messer nach dem Einstechen sauber bleibt, kann das Brot aus dem Ofen geholt werden.
- Den Brotlaib mit einem Metallspatel von der Kastenform lösen. Vor dem Anschneiden das Brot abkühlen lassen, da es innen erst noch trocken und fest werden muss.

*(Rezept von Lois Lang)*

### Tipp

- *Dieses Brot ähnelt einem Weizenbrot und lässt sich gut in Scheiben schneiden, toasten oder für gegrillte Sandwiches verwenden.*

### Variationen

- *Wenn Sie mit den gemahlenen Mandeln 1 EL Kümmel unterrühren, gleicht das Brot im Geschmack einem Roggenbrot.*
- *Fügen Sie 50 g Rosinen oder anderes Trockenobst hinzu, wird daraus ein Früchtebrot.*

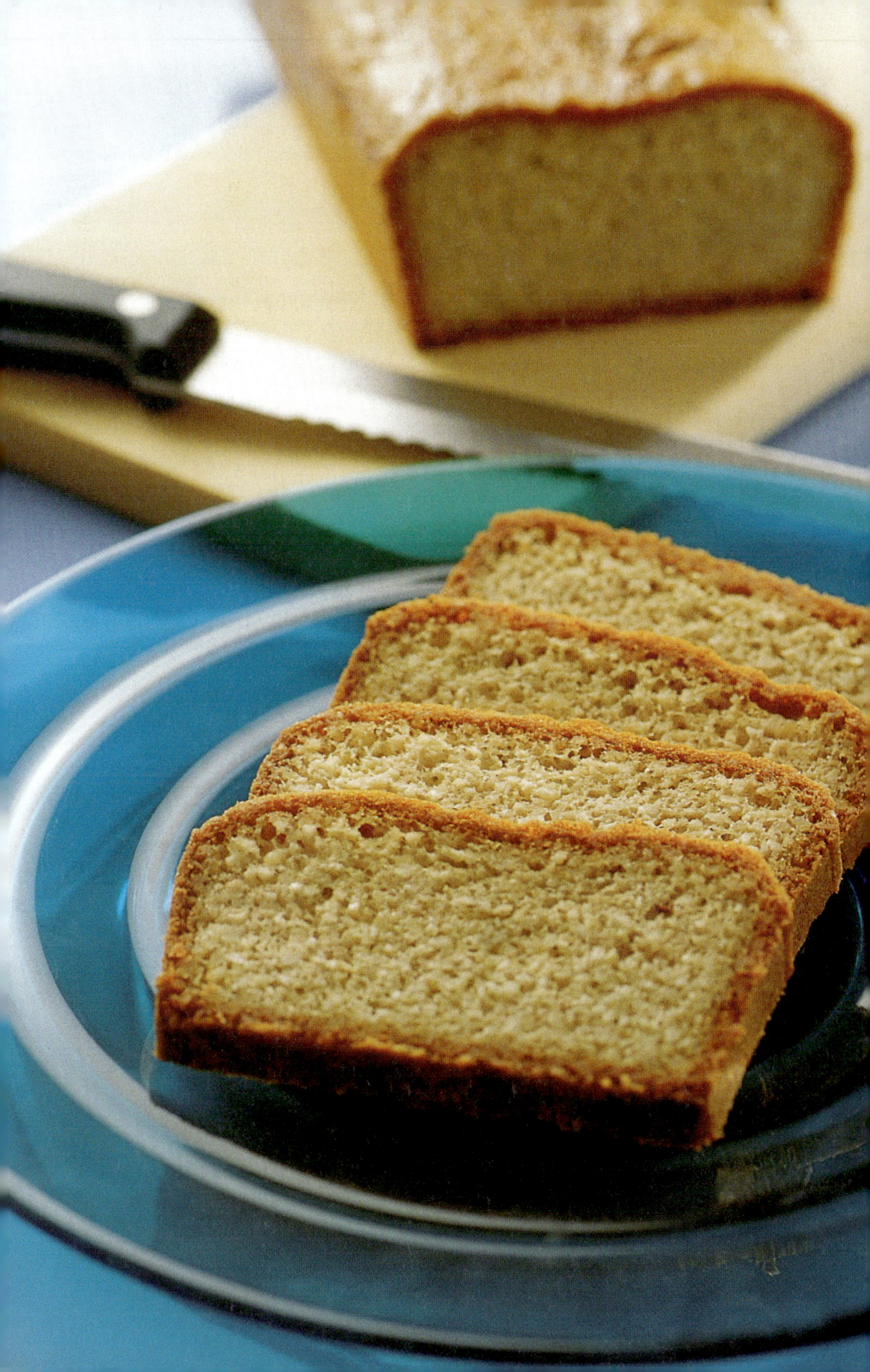

# Zucchinimuffins

## Zutaten

| | |
|---|---|
| 300 g | Nüsse |
| 300 g | Zucchini |
| 80 g | Butter |
| 125 ml | flüssiger Honig |
| 3 | Eier |
| 1 TL | Natron |
| 2 TL | Zimt |
| 1 TL | Salz |

## Zubereitung

- Die Nüsse mahlen. Die Zucchini waschen und raspeln. Die Butter zerlassen und mit den Nüssen, den Zucchini und dem Honig verrühren.
- Die Eier schlagen und mit Natron, Zimt und Salz vermengen. Mit der Zucchini-Honig-Nuss-Mischung zu einem Teig verarbeiten.
- Die Vertiefungen des Muffinblechs einfetten oder Papier-Backförmchen hineinsetzen. Vertiefungen oder Förmchen jeweils zu zwei Drittel mit Teig füllen und die Muffins ca. 20 Minuten bei 180 °C im Backofen backen.

# Bananenkuchen

## Zutaten

| | |
|---|---|
| 300 g | Nüsse |
| 60 g | Butter |
| 2 | reife Bananen |
| 3 | Eier |
| 125 ml | flüssiger Honig |
| 1 TL | Natron |

## Zubereitung

- Die Nüsse mahlen. Die Butter zerlassen, die Bananen zerdrücken. Die Eier schlagen und mit Nüssen, Butter, Bananen, Honig und Natron verrühren.
- Den Teig in eine gefettete Kuchenform füllen und ca. 40 Minuten bei 180 °C im Backofen backen. Der Kuchen ist fertig, wenn die Oberfläche auf leichten Druck nachgibt.

# Dattelkuchen

## Zutaten

| | |
|---|---|
| *250 g* | *Datteln (ungesüßt)* |
| *120 g* | *Butter* |
| *3* | *Eier* |
| *125 ml* | *flüssiger Honig* |
| *125 ml* | *selbst gemachter Joghurt (s. S. 171)* |
| *300 g* | *Mandeln oder Pekannüsse* |
| *1/2 TL* | *Natron* |
| *1 TL* | *Salz* |
| | *Pekan- oder Walnüsse* |

## Zubereitung

- Die Mandeln oder Pekannüsse mahlen. Die Datteln entkernen und würfeln. Die Butter zerlassen. Alles mit Eiern, Honig, Joghurt, Natron und Salz vermischen.
- Den Teig in eine gut gefettete und mit gemahlenen Mandeln bestreute Kuchenform geben. Die Pekan- oder Walnüsse grob hacken und auf dem Teig verteilen. Das Ganze ca. 45 Minuten bei 160 °C im Backofen backen.

*(Rezept von Lois Lang)*

# Nusstorte

## Zutaten

| | |
|---|---|
| *150 g* | *geschälte Mandeln oder Pekannüsse* |
| *125 ml* | *flüssiger Honig* |
| *8* | *Eiweiß* |
| | *Eierspeise (s. S. 144) oder Honigglasur (s. S. 141)* |

## Zubereitung

- Die Mandeln oder Pekannüsse mahlen. Mit dem Honig im Mixer verrühren.
- Die Eiweiße in einer großen Schüssel steif schlagen. Die Honig-Mandel-Mischung vorsichtig unter den Eischnee heben. Den Teig auf drei Springformen verteilen und ca. 35 Minuten bei 180 °C im Backofen backen. Abkühlen lassen.
- Die Böden mit Eierspeise oder Honigglasur bestreichen und aufeinander legen.

# Möhrenkuchen

## Zutaten

| | |
|---|---|
| 150 g | Nüsse |
| 200 g | Möhren |
| 200 ml | flüssiger Honig |
| 2 | Eier |
| 80 g | weiche Butter |
| 1 TL | Natron |
| 1 TL | Zimt |
| 1 TL | Vanillepulver (ungesüßt) |
| 1 | Prise Salz |
| 50 g | Rosinen |
| 50 g | Walnüsse (nach Belieben) |

## Zubereitung

- Die Nüsse mahlen. Die Möhren schälen und fein raspeln.
- Den Honig, die Eier und die Butter gut verrühren. Nüsse, Natron, Zimt, Vanillepulver und Salz untermischen. Die Möhren, die Rosinen und die Walnüsse hinzufügen und alles gut vermischen.
- Den Teig in eine mit Backpapier ausgelegte Kastenform füllen. Da der Teig beim Backen zum Überlaufen neigt, sollte eine große Kastenform verwendet werden. Den Kuchen 45–60 Minuten bei 180 °C im Backofen backen.

### Tipp

- *Mit diesem Rezept kann auch Möhrenpudding zubereitet werden. Hierfür wird eine etwas geringere Menge gemahlener Nüsse benötigt.*

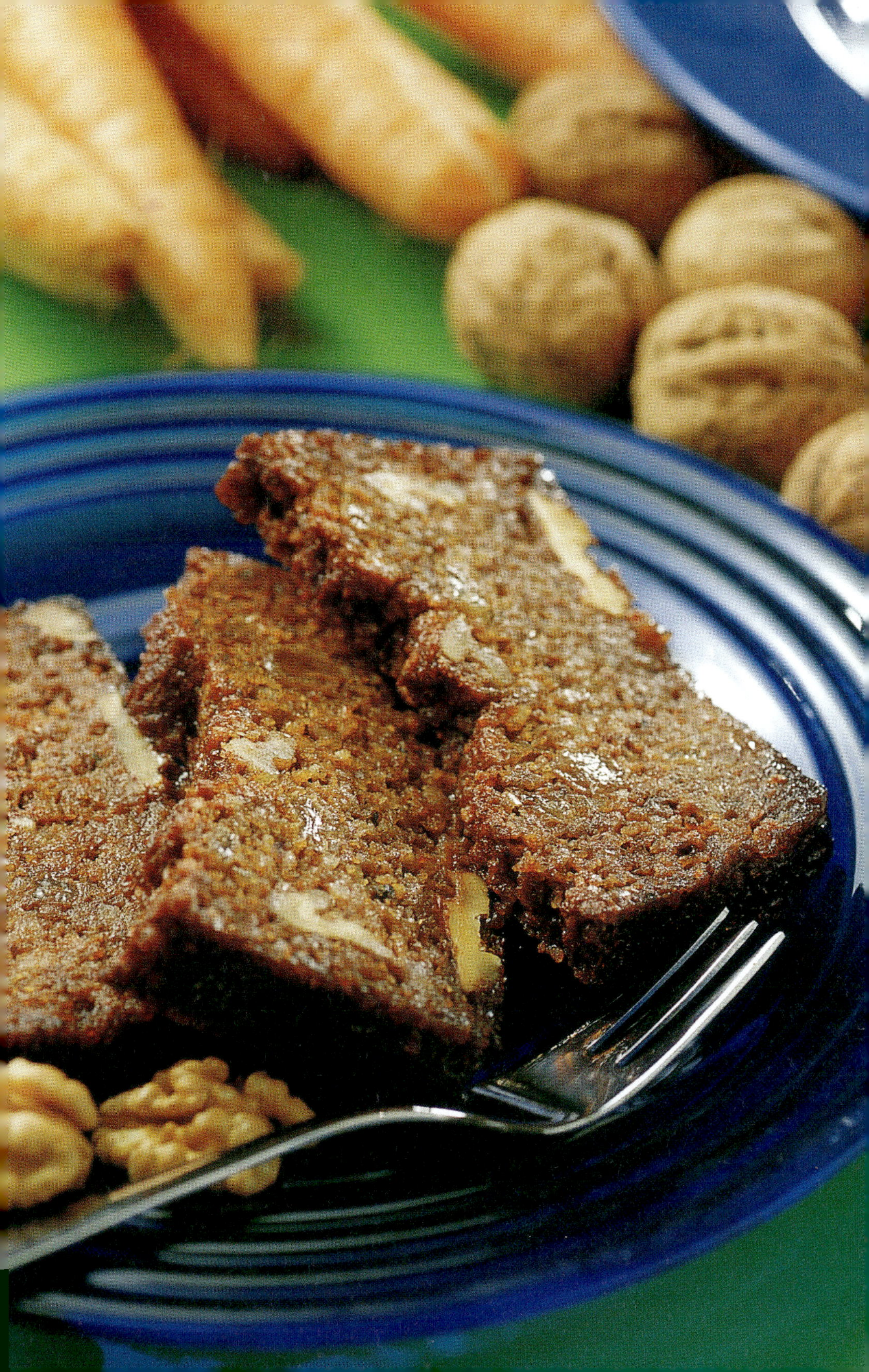

# Käsekuchen

## Zutaten

| | |
|---|---|
| 3 | *Eier* |
| 500 g | *laktosefreier Quark (s. S. 178)* |
| 100 ml | *flüssiger Honig* |
| 2 TL | *Vanillepulver (ungesüßt)* |
| 1–2 TL | *geriebene Zitronenschale* |

## Zubereitung

- Alle Zutaten im Mixer oder in der Küchenmaschine gut verrühren. Achtung: Wird ein Mixer verwendet, die Eier zuerst hineingeben, damit sich die Klingen besser drehen. Wenn nötig, ca. alle 15 Sekunden den Mixer anhalten und die Zutaten mit einem Gummischaber vom Rand nach unten schaben.
- Die Mischung in eine gefettete Kuchenform füllen. Nach Belieben können einige Ananasstücke (ungesüßt) auf der Mischung verteilt werden. Den Käsekuchen ca. 30 Minuten bei 180 °C im Backofen backen. Die Kuchenränder sollten gebräunt sein. Vor dem Servieren kühl stellen.

### Tipp

- *Wenn Sie einen Käsekuchen mit Boden bevorzugen, können Sie dafür das Rezept für die Mandel-Honig-Crisps verwenden(s. S. 135). Den Mandel-Honig-Crisps-Teig so dünn wie möglich auf dem Boden der Kuchenform verteilen und im Backofen backen. Abkühlen lassen, mit der Quarkmischung bedecken und das Ganze wie oben beschrieben backen.*

# Mandel-Honig-Crisps

## Zutaten

| | |
|---|---|
| *100 g* | *Mandeln* |
| *3 EL* | *Butter* |
| *100 ml* | *flüssiger Honig* |
| *2 TL* | *Vanillepulver (ungesüßt)* |

## Zubereitung

- Die Mandeln grob hacken. Butter, Honig und Vanillepulver im Mixer ca. 30 Sekunden cremig schlagen. Die Mischung unter die Mandeln heben und alles gut verrühren.
- Den Teig in eine niedrige Kuchenform füllen und bei 190 °C im Backofen backen, bis er keine Blasen mehr wirft und die Oberfläche regelmäßig gebräunt ist.
- Das noch warme Gebäck in Quadrate schneiden.

# Erdnussbutterplätzchen

## Zutaten

| | |
|---|---|
| *100 g* | *Nüsse* |
| *80 g* | *Butter* |
| *300 g* | *Erdnussbutter (ohne Zusatzstoffe)* |
| *125 ml* | *flüssiger Honig* |
| *2* | *Eier* |
| *1/4 TL* | *Natron* |
| *1 TL* | *Vanillepulver (ungesüßt)* |

## Zubereitung

- Die Nüsse mahlen. Die Butter schaumig schlagen und mit der Erdnussbutter vermengen. Alles mit Honig, Eiern, Natron und Vanillepulver verrühren.
- Mit dem Teelöffel Teighäufchen auf ein mit Backpapier ausgelegtes Backblech setzen. Die Plätzchen 10 Minuten bei 160 °C im Backofen backen.

# Käseplätzchen

### Zutaten

| | |
|---|---|
| 100 g | laktosefreier Quark (s. S. 178) |
| 1 | Eiweiß |
| 1 TL | flüssiger Honig |
| 2 EL | Nüsse |

### Zubereitung

- Die Nüsse mahlen. Mit dem Quark, dem Eiweiß und dem Honig verrühren.
- Mit einem Teelöffel Teighäufchen auf ein mit Backpapier ausgelegtes Backblech setzen. Die Plätzchen im Backofen bei 160 °C goldgelb backen.

# Monsterkekse

### Zutaten

| | |
|---|---|
| 500 g | Nüsse |
| 80 g | Walnüsse |
| 120 g | Butter |
| 2 | Eier |
| 100 g | Rosinen |
| 80 g | Kokosflocken (ungesüßt) |
| 250 ml | flüssiger Honig |
| 1 TL | Natron |
| 1 | Prise Salz |

### Zubereitung

- Die Nüsse mahlen. Die Walnüsse grob hacken. Die Butter zerlassen, die Eier schlagen. Alles gut mit Rosinen, Kokosflocken, Honig, Natron und Salz vermischen.
- Mit dem Esslöffel Teighäufchen auf ein mit Backpapier ausgelegtes Backblech setzen und mit einer gefetteten Gabel flach drücken. Die Plätzchen 15–20 Minuten im Backofen bei 160 °C goldgelb backen.

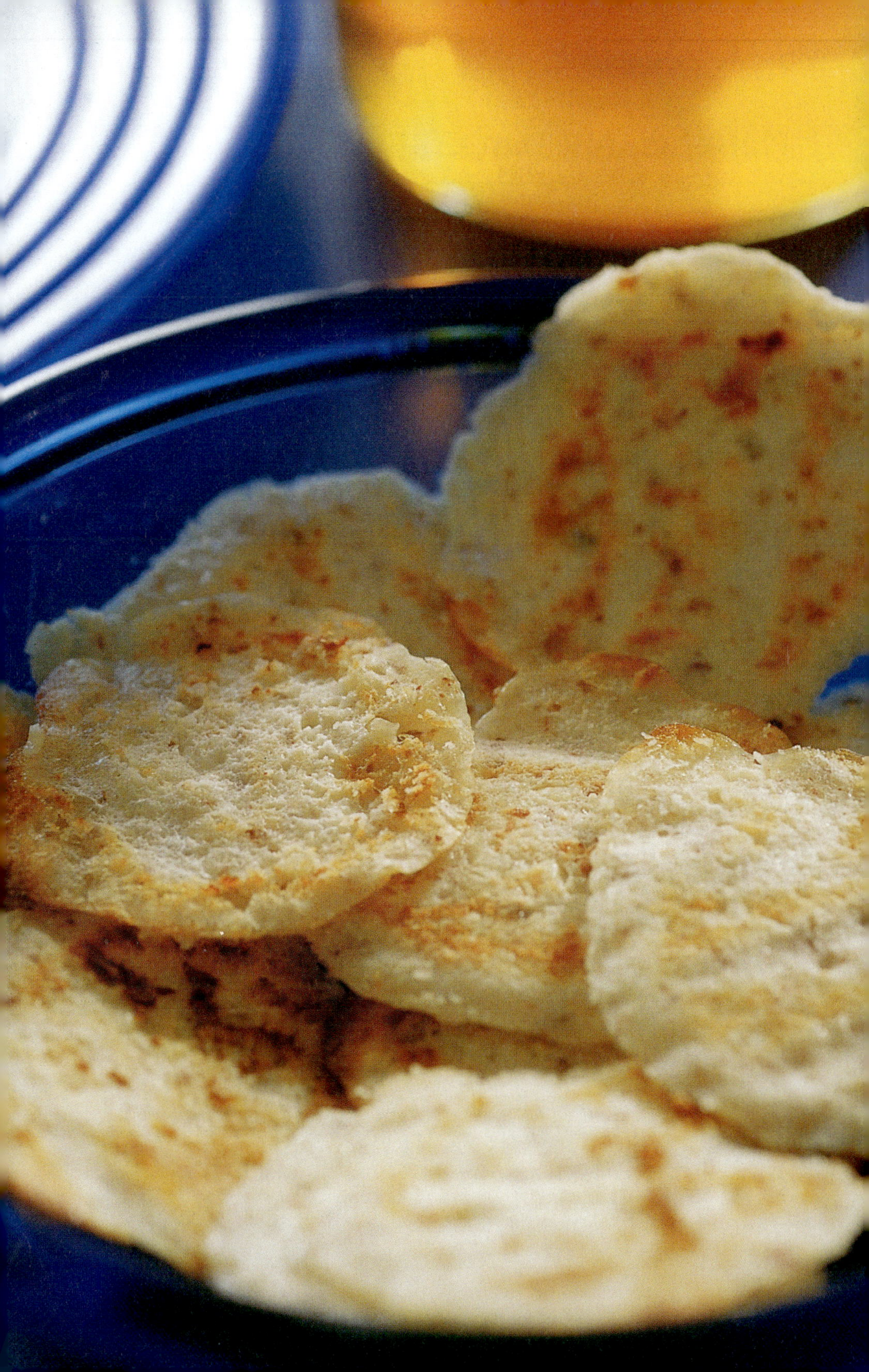

# Plätzchen mit Dattelfüllung

## Zutaten

### Plätzchen

*300 g Nüsse*
*80 g Butter*
*125 ml flüssiger Honig*
*1/4 TL Natron*
*1/4 TL Salz*

### Füllung

*450 g Datteln (ungesüßt)*
*80 ml Wasser*

## Zubereitung

### Plätzchen

- Die Nüsse mahlen. Die Butter zerlassen. Beides mit dem Honig, dem Natron und dem Salz verrühren. Aus dem Teig kleine Bälle formen.
- Die Bällchen auf ein mit Backpapier ausgelegtes Backblech setzen und mit der Rückseite eines eingefetteten Teelöffels zu flachen Plätzchen drücken. Im Backofen bei 150 °C goldgelb backen. Vorsichtig vom Backblech lösen und abkühlen lassen.

### Füllung

- Die Datteln entkernen und mit dem Wasser in einen ofenfesten Topf füllen. Im Backofen bei 180 °C unter gelegentlichem Rühren ca.15 Minuten zu einer Paste einkochen. Die Dattelfüllung kann auch auf dem Herd zubereitet werden, muss hierbei aber häufiger umgerührt werden, da sie sonst ansetzt. Anschließend abkühlen lassen.
- Je ein Plätzchen mit etwas Paste bestreichen und ein zweites darauf setzen.

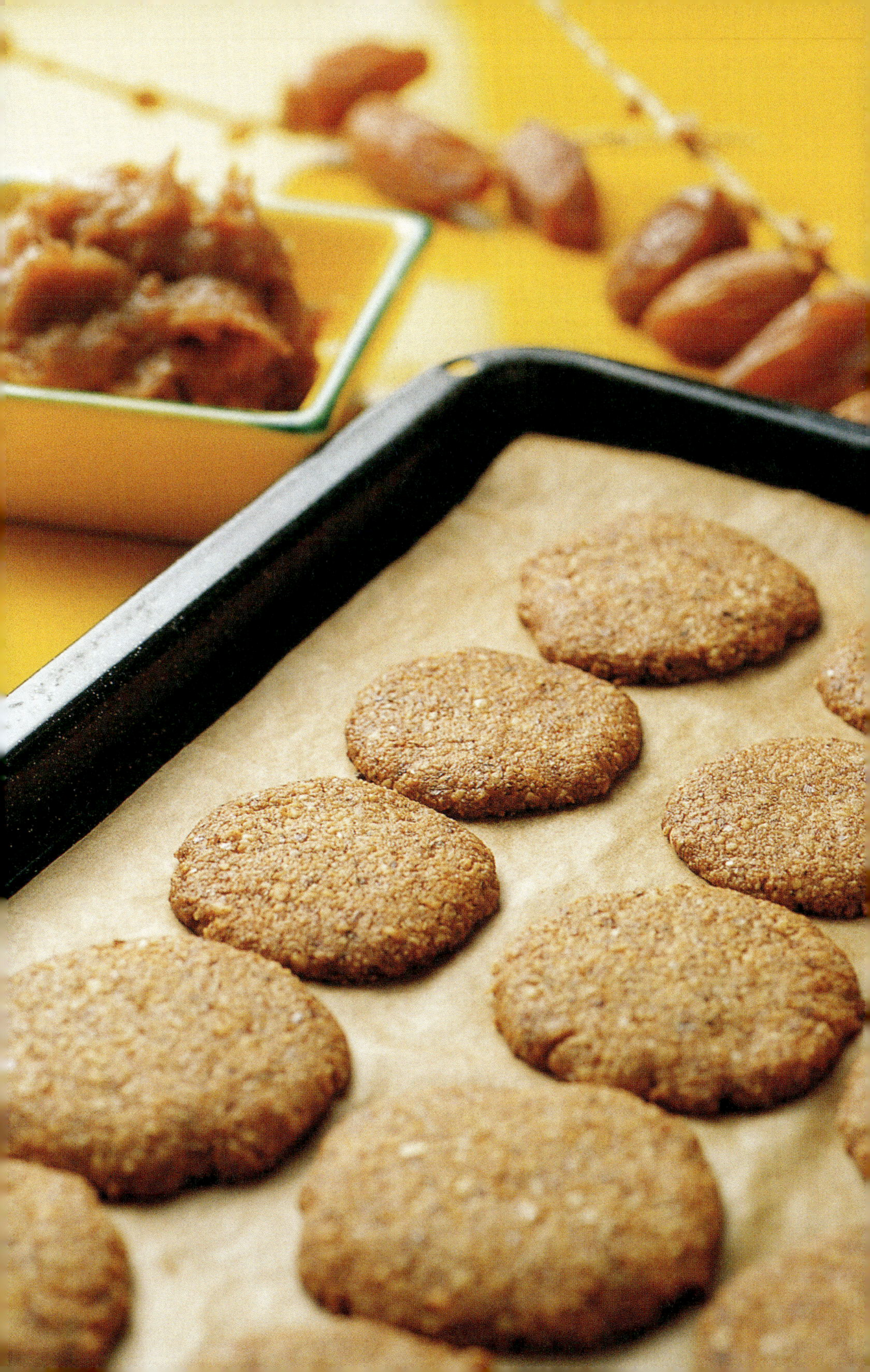

# Kürbisplätzchen

## Zutaten

*300 g Nüsse*
*200 g Rosinen*
*1 TL Natron*
*1/4 TL Salz*
*1/4 TL Zimt*
*1/4 TL Muskatnuss*
*1 Ei*
*120 g Butter*
*200 ml flüssiger Honig*
*1 TL Vanillepulver (ungesüßt)*
*250 ml gekochter, pürierter Kürbis (Butternut oder Acorn)*

## Zubereitung

- Die Nüsse mahlen. Mit Rosinen, Natron, Salz, Zimt und Muskatnuss vermischen.
- Ei, Butter, Honig und Vanillepulver verrühren. Den pürierten Kürbis unterrühren. Dann die Kürbismischung mit der Nussmischung vermengen.
- Mit dem Teelöffel Teighäufchen auf ein mit Backpapier ausgelegtes Backblech setzen. Zwischen den Plätzchen jeweils 5 cm Abstand lassen. Die Plätzchen ca. 15 Minuten bei 190 °C backen. Vom Blech lösen und abkühlen lassen.

*(Rezept von Nancy Ferguson)*

# Honigschlagsahne

## Zutaten

*700 g selbst gemachte saure Sahne (s. S. 172)*
*125 ml flüssiger Honig*
*1 TL Vanillepulver (ungesüßt)*

## Zubereitung

- Die saure Sahne, den Honig und das Vanillepulver verrühren und das Ganze steif schlagen.

*(Rezept von David J. Couture)*

# Frischkäseglasur

## Zutaten

| | |
|---|---|
| | *flüssiger Honig* |
| *300 g* | *selbst gemachter Frischkäse (s. S. 172)* |

## Zubereitung

- Etwas Honig in einem Mixer schaumig rühren. Nach und nach den Frischkäse dazugeben und das Ganze gut verrühren. Wenn nötig, ca. alle 15 Sekunden den Mixer anhalten und die Zutaten mit einem Gummischaber vom Rand nach unten schaben.
- Als Glasur für Möhren- oder Bananenkuchen verwenden.

# Honigglasur

## Zutaten

| | |
|---|---|
| *250 ml* | *flüssiger Honig* |
| *1* | *Eiweiß* |
| *1 TL* | *Vanillepulver (ungesüßt)* |

## Zubereitung

- Den Honig köcheln lassen. Einen Honigtropfen in kaltes Wasser fallen lassen; bildet er ein festes Klümpchen, den Honig vom Herd nehmen.
- Das Eiweiß steif schlagen. Den Honig unterheben, die Mischung steif schlagen und dann das Vanillepulver unterrühren.

### Tipp

- *Diese Glasur ist einige Stunden lang streichfähig. Sie schmeckt besonders gut auf der Nusstorte.*

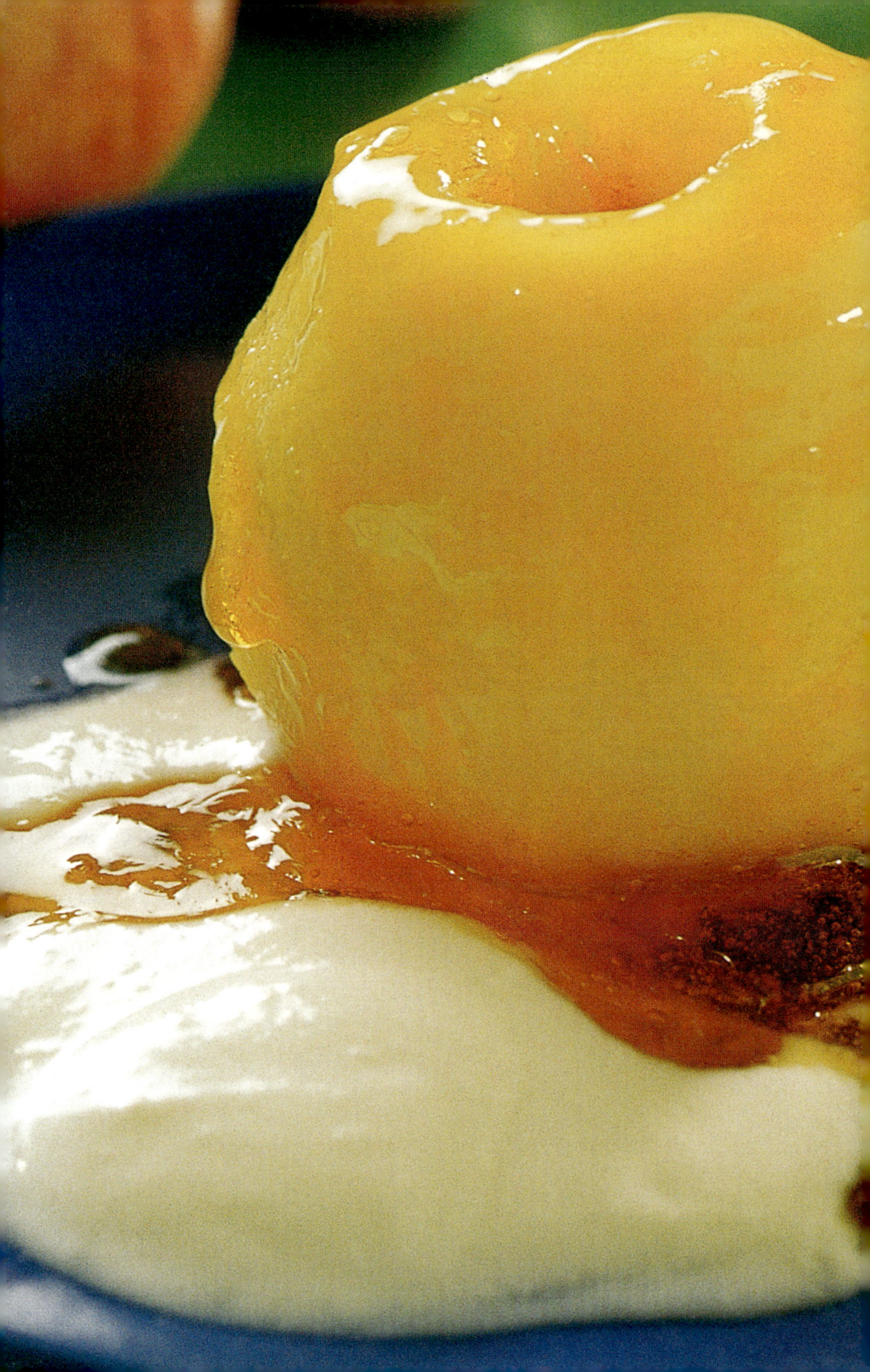

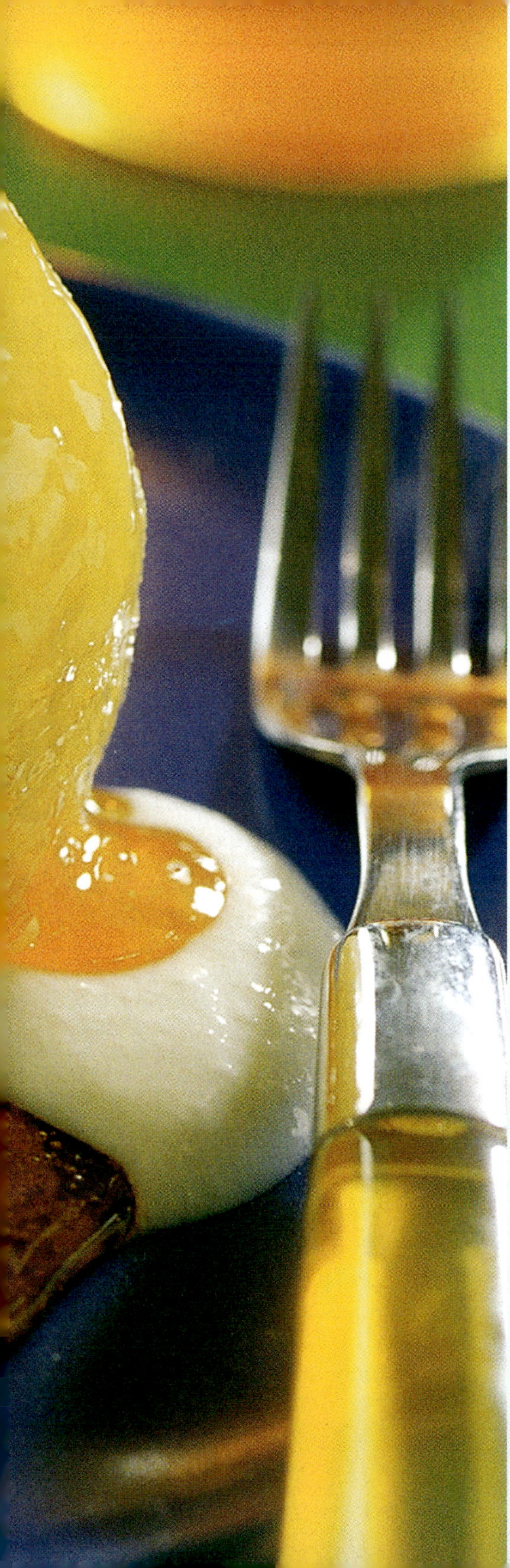

# Desserts, Süßigkeiten und Marmeladen

## Apfel-Pudding-Torte

### Zutaten

| | |
|---|---|
| 5 | Äpfel (z. B. Boskop) |
| 1 EL | Zitronensaft |
| 125 ml | flüssiger Honig |
| 3 | Eier |
| 200 ml | selbst gemachter Joghurt (s. S. 171) oder selbst gemachte saure Sahne (s. S. 172) |
| 60 ml | Apfelsaft |
| 1/4 TL | Muskatnuss |
| 5 EL | Mandeln oder Walnüsse |

### Zubereitung

- Die Kerngehäuse von den Äpfeln entfernen und die Äpfel achteln. Den Zitronensaft und den Honig vermischen. Die Apfelstücke in der Mischung wenden und von außen nach innen kreisförmig in eine Kuchenform legen. Im Backofen bei 200 °C ca. 20 Minuten backen.
- Die Eier leicht schlagen und mit dem Joghurt oder der sauren Sahne, dem Apfelsaft und der Muskatnuss verrühren. Die Eimischung über die Äpfel gießen und alles Weitere 10 Minuten backen.
- Die Mandeln oder Walnüsse grob hacken, auf der Torte verteilen und das Ganze 10 Minuten weiterbacken. Die Torte sollte an der Oberseite goldgelb und in der Mitte fest sein. Vor dem Anschneiden abkühlen lassen.

## Eierspeise

### Zutaten

| | |
|---|---|
| 2 | Eier |
| 200 g | laktosefreier Quark (s. S. 178) |
| 8 TL | flüssiger Honig |
| 2 TL | Vanillepulver (ungesüßt) |
| 1 | Prise Salz |
| 1 | Prise Muskatnuss |

### Zubereitung

- Den Quark und die Eier im Mixer sämig rühren. Honig, Vanillepulver und Salz hinzufügen und das Ganze verrühren.
- Die Mischung auf ofenfeste Dessertschalen verteilen und mit Muskatnuss bestreuen. Die Schalen in eine bis zur Hälfte mit Wasser gefüllte hohe Auflaufform stellen und die Eierspeise im Backofen 20 Minuten bei 180 °C backen. Dann bei 190 °C weitere 10 Minuten backen. Die Oberfläche sollte gut gebräunt sein.

# Honig-Walnuss-Backäpfel

## Zutaten

| | |
|---|---|
| | *große Äpfel (z. B. Boskop)* |
| | *Rosinen* |
| | *Walnüsse* |
| | *flüssiger Honig (1 EL für jeden Apfel)* |
| | *Zimt (nach Belieben)* |

## Zubereitung

- Die Kerngehäuse mit dem Apfelausstecher großzügig aus den Äpfeln herausstechen. Die Äpfel in eine gefettete Auflaufform geben.
- Die Walnüsse grob hacken und mit den Rosinen und dem Honig vermischen. Nach Geschmack etwas Zimt unterrühren und die Äpfel mit der Mischung füllen. Das Ganze im Backofen ca. 1 Std. bei 180 °C backen. Das Fruchtfleisch sollte weich sein (Garprobe mit der Gabel).

# Gebackene Apfelscheiben mit Honig

## Zutaten

| | |
|---|---|
| *1* | *Zitrone* |
| *125 ml* | *flüssiger Honig* |
| *3* | *große Äpfel (z. B. Boskop)* |
| *2 TL* | *Butter* |
| *1/2 T* | *Zimt* |

## Zubereitung

- Die Zitrone auspressen. Den Saft mit dem Honig verrühren und das Ganze in eine niedrige Kuchenform füllen.
- Die Kerngehäuse von den Äpfeln entfernen. Die Äpfel schälen und halbieren, dann die Hälften in Scheiben schneiden. Die Apfelscheiben in die Honigmischung legen. Die Form schwenken, sodass die Mischung sich auch auf der Oberseite der Scheiben verteilt. Butterflocken auf die Äpfel geben und Zimt darauf streuen.
- Das Ganze 30–40 Minuten bei 180 °C im Backofen backen. Währenddessen die Form gelegentlich herausnehmen, leicht schwenken und die Apfelscheiben weiterbacken.

### Tipp

- *Die Apfelscheiben schmecken auch sehr gut mit Frischkäseglasur* *(s. S. 141).*

# Mit Honig überzogene Äpfel

## Zutaten

| | |
|---|---|
| 4 | *mittelgroße Äpfel (z. B. Boskop)* |
| 250 ml | *Wasser* |
| 250 ml | *flüssiger Honig* |
| 100 g | *laktosefreier Quark (s. S. 178)* |
| | *selbst gemachter Joghurt (s. S. 171)* |

## Zubereitung

- Die Äpfel schälen und die Kerngehäuse mit dem Apfelentkerner entfernen. Das Wasser und den Honig in einem tiefen Kochtopf zum Kochen bringen. Die Äpfel dazugeben und unter gelegentlichem Wenden zugedeckt weich kochen. Auf Dessertschalen verteilen.
- Die Honigmischung zu einem zähflüssigen Sirup verkochen lassen. Den Sirup etwas abkühlen lassen und über die Äpfel gießen.
- Den Quark mit etwas Joghurt verrühren und das Ganze cremig schlagen. Auf die noch warmen oder abgekühlten Äpfel verteilen.

# Apfel-Nuss-Speise

## Zutaten

| | |
|---|---|
| 80 g | *Butter* |
| 2 | *Eier* |
| 125 ml | *flüssiger Honig* |
| 150 ml | *Apfelmus (ungesüßt)* |
| 100 g | *Nüsse* |
| 1/4 TL | *Natron* |
| 80 g | *Walnüsse* |
| 150 g | *Rosinen* |
| | *Frischkäseglasur (s. S. 141) oder Honigschlagsahne (s. S. 140)* |

## Zubereitung

- Die Butter zerlassen. Die Eier leicht schlagen. Beides mit dem Honig und dem Apfelmus verrühren.
- Die Nüsse mahlen. Mit dem Natron vermischen und das Ganze unter die Buttermischung rühren. Die Walnüsse grob hacken und den größten Teil davon mit den Rosinen und der Butter-Nuss-Mischung vermengen.
- Alles in eine Kuchenform geben und mit den restlichen Walnüssen garnieren. Im Backofen bei 180 °C ca. 30 Minuten backen. In der Form abkühlen lassen und Frischkäseglasur oder Honigschlagsahne darauf verteilen.

*(Rezept von Anne Haas Hall)*

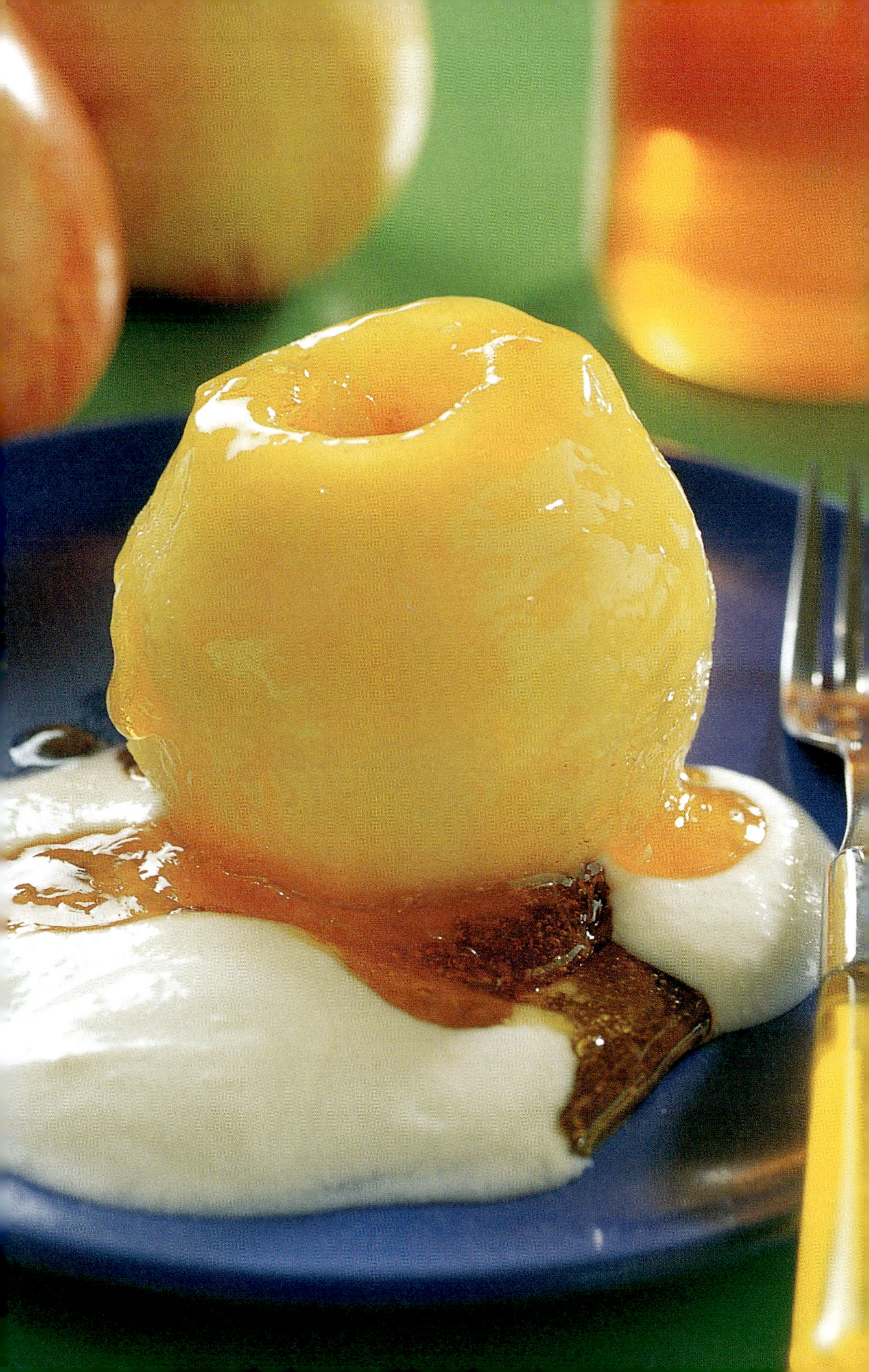

# Zitronensoufflé

## Zutaten

| | |
|---|---|
| 3 | *Eier* |
| 1 EL | *Butter* |
| 1 | *Zitrone* |
| 25 g | *Mandeln* |
| 125 ml | *flüssiger Honig* |
| 250 g | *selbst gemachter Joghurt (s. S. 171)* |

## Zubereitung

- Das Eiweiß vom Eigelb trennen und steif schlagen. Das Eigelb schaumig schlagen. Die Butter zerlassen, die Zitrone auspressen. Die Mandeln mahlen.
- Das Eigelb mit Butter, Zitronensaft, Mandeln und Honig vermengen. Den Joghurt unter die Mischung rühren. Das Eiweiß unterheben und das Ganze in eine gefettete Glasschale füllen. Diese in einen Topf mit Wasser stellen und das Soufflé im Backofen ca. 30 Minuten bei 180 °C backen.
- Eine Garprobe mit dem Messer machen. Bleibt das Messer nach dem Einstechen sauber, kann das Soufflé aus dem Ofen geholt werden

# Eiscreme

## Zutaten

| | |
|---|---|
| 1 | *Banane oder 250 g Pfirsiche, Erdbeeren oder Ananas* |
| 400 g | *selbst gemachter Joghurt (s. S. 171)* |
| | *flüssiger Honig oder Saccharin* |
| 1 | *Prise Salz* |

## Zubereitung

- Nach Belieben eine Banane zerdrücken oder Pfirsiche, Erdbeeren oder Ananas mit dem Pürierstab oder in der Küchenmaschine pürieren. Das Obst mit Joghurt, Honig oder Saccharin und Salz vermischen. Die Mischung in Papp- oder Plastikbehälter füllen und einfrieren.

### Tipp

- *Das Eis wird noch cremiger, wenn Sie 1 oder 2 rohe Eier unter die Mischung rühren oder den Joghurt ganz oder zur Hälfte mit selbst gemachter saurer Sahne ersetzen.*

# Schnell zubereitete Eiscreme

## Zutaten

*500 ml selbst gemachter Joghurt (s. S. 171)*

*1 l gefrorenes Obst (z. B. Erdbeeren, Himbeeren, Pfirsiche oder Blaubeeren)*

*flüssiger Honig*

## Zubereitung

- 125 ml Joghurt und etwas Obst im Mixer verrühren. Das restliche Obst und den übrigen Joghurt nach und nach unterrühren. Honig hinzufügen und das Ganze cremig schlagen. In Papp- oder Plastikbehälter füllen und einfrieren.
- Diese Eiscreme ist dick und cremig und sollte kurz nach der Herstellung verzehrt werden.

### Tipp

- *Cremige Fruchtsäfte: Die Eiscreme in einem Eiswürfelbehälter einfrieren. Die Eiscremewürfel anschließend mit Ananas- oder Orangensaft im Mixer verquirlen. 6 Eiscremewürfel auf 120 ml Saft geben.*

# Eiscreme mit weißen Bohnen

## Zutaten

*400 g weiße Bohnen*
*4 große Eier*
*250 ml flüssiger Honig*
*1/4 TL Salz*
*800 ml selbst gemachter Joghurt (s. S. 171)*
*2 EL Vanillepulver (ungesüßt)*

## Zubereitung

- Die Bohnen über Nacht einweichen. Dann das Wasser abgießen und die Bohnen unter fließendem Wasser gut abspülen. Mit frischem Wasser bedecken und bei geringer Hitze ca. 2 Stunden garen. Die Bohnen vor dem Kochen nicht salzen, da sie sonst nicht gar werden. Gut abtropfen lassen.
- Die Eier, den Honig und das Salz verrühren und alles in einem Topf mit Dämpfeinsatz oder im Wasserbad unter ständigem Rühren zu einem dickflüssigen Brei verkochen lassen. 60 ml Joghurt und einen kleinen Teil der Bohnen im Mixer verrühren. Nach und nach die restlichen Bohnen und weitere 180 ml Joghurt dazugeben und das Ganze sämig rühren. Mit dem übrigen Joghurt, der Ei-Honig-Mischung und dem Vanillepulver vermengen.
- Die Eiscreme in den Gefrierschrank geben. Sobald sie an den Seiten gefroren ist, das Ganze verrühren. Diesen Vorgang wiederholen, bis die Eiscreme vollständig gefroren ist.
- Die Eiscreme kann auch in einer Eismaschine zubereitet werden.

*(Rezept von Lois Lang)*

### Vaiationen

- *Sobald die Eiscreme zu gefrieren beginnt, können pürierte Bananen, Pfirsiche, Ananas oder Erdbeeren untergerührt werden.*

# Orangenmousse

## Zutaten

| | |
|---|---|
| 2 | *Orangen* |
| 3 | *Eier* |
| 6 EL | *Orangensaft* |
| 500 g | *selbst gemachter Joghurt (s. S. 171)* |
| 125 m | *flüssiger Honig* |
| 2 | *Blatt Gelatine* |

## Zubereitung

- Die Orangen schälen, filetieren, die Kerne entfernen und die Orangenfilets halbieren. Das Eigelb vom Eiweiß trennen und schaumig schlagen. In einem Topf mit dem Orangensaft und 125 ml Joghurt vermischen. Die Mischung im Wasserbad unter ständigem Rühren erhitzen. Den Honig unterrühren.
- Die Gelatineblätter in kaltem Wasser einweichen. Dann in die heiße Orangenmischung geben und alles gut verrühren, bis die Gelatine vollständig aufgelöst ist. Vom Herd nehmen und mit dem restlichen Joghurt vermengen. Das Ganze kühl stellen, bis eine feste Creme entsteht (ca. 1 Stunde).
- Das Eiweiß steif schlagen und die Orangenstücke unterheben. Die Eiweiß-Orangen-Mischung unter die Gelatinemischung rühren. Das Mousse im Kühlschrank fest werden lassen.

*(Rezept von Nancy Marcellus)*

### Tipp

- *Sie können auch andere Obstsorten verwenden, z.B. mit Ananas (geraspelt), Erdbeeren (püriert), Aprikosen oder Pfirsiche (gewürfelt).*

# Himbeermousse

## Zutaten

| | |
|---|---|
| *500 g* | *frische Himbeeren* |
| *3* | *Eier* |
| *125 ml* | *flüssiger Honig* |
| *500 g* | *selbst gemachter Joghurt (s. S. 171)* |
| *2* | *Blatt Gelatine* |

## Zubereitung

- Die Himbeeren im Mixer oder mit dem Pürierstab pürieren. Das Eigelb vom Eiweiß trennen und gut mit den Himbeeren, dem Honig und dem Joghurt vermischen. Das Ganze in einem Topf mit Dämpfeinsatz oder im Wasserbad unter ständigem Rühren erhitzen.
- Die Gelatineblätter in kaltem Wasser einweichen. Dann in die heiße Himbeermischung geben und alles gut verrühren, bis die Gelatine vollständig aufgelöst ist.
- Die Gelatine-Himbeer-Mischung abkühlen lassen, bis eine feste Creme entsteht. Das Eiweiß steif schlagen und unterheben. Die Mousse im Kühlschrank fest werden lassen.

*(Rezept von David J. Couture)*

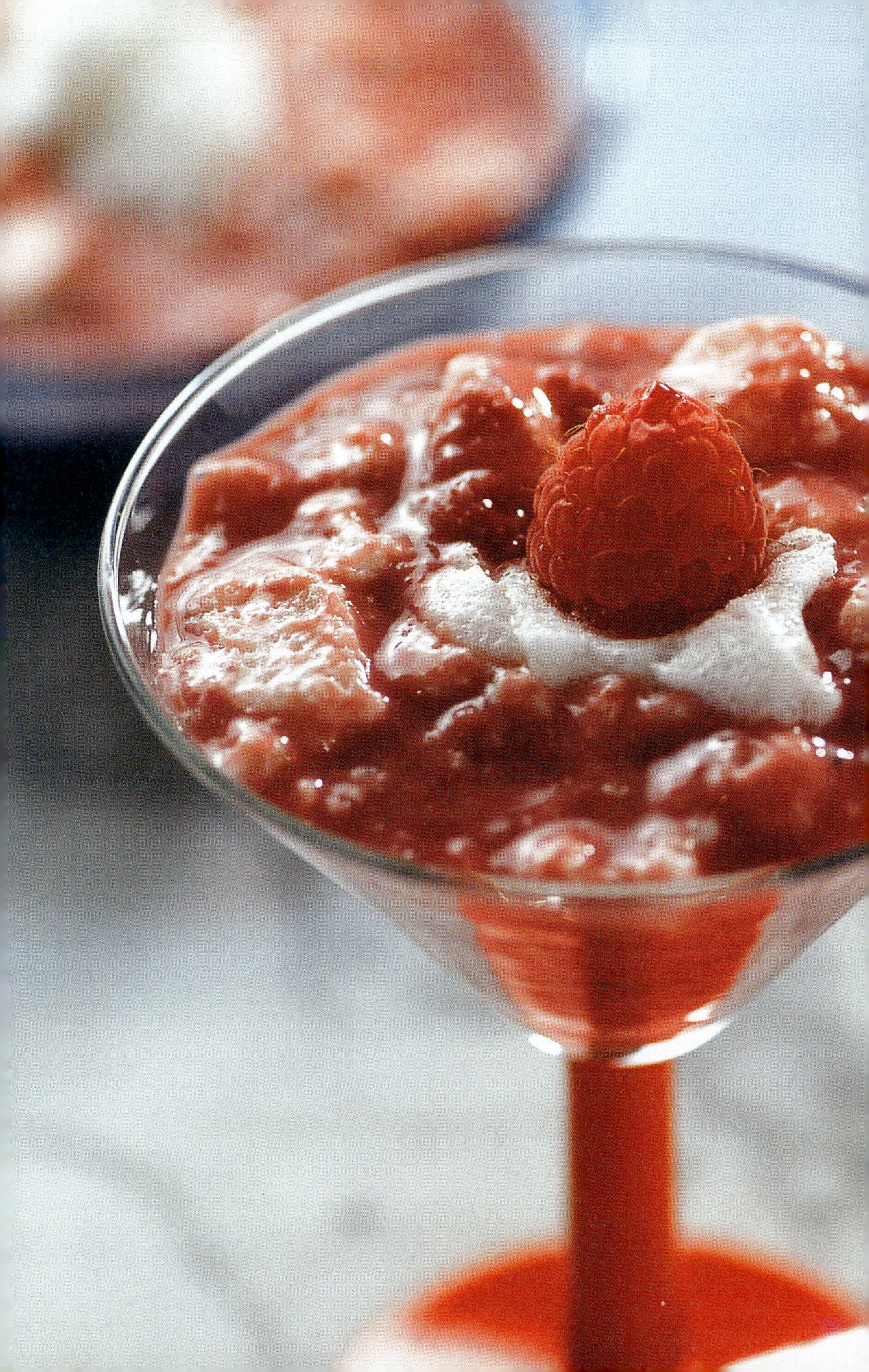

# Himbeermousse-Baiser-Torte (10 Portionen)

## Zutaten

### Baiserboden

| | |
|---|---|
| *3* | *Eiweiß* |
| *1* | *Prise Salz* |
| *50 ml* | *flüssiger Honig* |
| *1/2 TL* | *Vanillepulver (ungesüßt)* |

## Zubereitung

### Baiserboden

- Das Eiweiß salzen und in einer großen Schüssel steif schlagen. Die Hälfte des Honigs dazugeben und alles 30 Sekunden verrühren. Nach und nach den restlichen Honig und das Vanillepulver unterrühren. Das Ganze schlagen, bis der Honig aufgelöst und die Mischung steif und glänzend ist.
- Die Eiweißmischung mit der Rückseite eines Löffels auf der Innenfläche einer gefetteten Tortenform (ø 22 cm) verteilen. Für eine dekorative Kante den Rand etwas nach oben streichen oder mithilfe eines Spritzbeutels mit Sternaufsatz verzieren.
- Den Boden ca. 75 Minuten bei 130 °C im Backofen backen. Er sollte fest und knusprig sein. Danach abkühlen lassen.

### Tipp

- *Der Baiserboden kann im Voraus zubereitet und bis zu 1 Woche in einem luftdichten Behälter aufbewahrt werden.*

## Zutaten

### Himbeermousse-Füllung

| | |
|---|---|
| *350 g* | *gefrorene Himbeeren (ungesüßt)* |
| *2* | *Blatt Gelatine* |
| *125 ml* | *kaltes Wasser* |
| *50 ml* | *Orangen- oder Apfelsaft* |
| *1 1/2 EL* | *Zitronensaft* |
| *125 ml* | *flüssiger Honig* |
| *1/4 TL* | *Salz* |
| *1/2 TL* | *Vanille (ungesüßt)* |
| *400 ml* | *selbst gemachter Joghurt (s. S. 171)* |
| | *Minze zum Garnieren* |

## Zubereitung

### Himbeermousse-Füllung

- Einige Himbeeren zum Garnieren beiseite stellen. Die restlichen Himbeeren pürieren.
- Nach Belieben können die Kerne der Himbeeren entfernt werden. Dazu die pürierten Himbeeren durch ein Sieb streichen.
- Die Gelatine in einem kleinen Topf im kalten Wasser einweichen. Dann den Orangen- und Zitronensaft dazugeben. Alles bei niedriger Hitze unter ständigem Rühren erhitzen, bis die Gelatine vollständig aufgelöst ist. Himbeeren, Honig und Salz dazugeben.
- Das Ganze bei mittlerer Hitze unter ständigem Rühren 3–4 Minuten köcheln lassen. Vom Herd nehmen und die Vanille hinzufügen. In eine feuerfeste Schale gießen und diese in einen großen Topf mit Eiswasser stellen. Die Mischung 10–20 Minuten vorsichtig rühren, bis sie fester wird (etwa wie rohes Eiweiß). Den Joghurt unterrühren.
- Die Himbeermousse-Füllung auf dem gekühlten Baiserboden verteilen. Die Torte leicht mit Plastikfolie bedecken und 3–8 Stunden kühl stellen. Mit Minze und Himbeeren garnieren.

*(Rezept von Carol Clark – umgearbeitet von Susan G. Purdy's Rezept aus Eating Well magazine, Mai/Juni 1992).*

# Ananas-Käse-Dessert

## Zutaten

| | |
|---|---|
| 2 | Eier |
| 100 g | Ananas |
| 1 TL | Zitronensaft |
| 1/2 TL | geriebene Zitronenschale |
| 50 ml | flüssiger Honig |
| 1 | Prise Salz |
| 1 | Blatt Gelatine |
| 50 ml | kaltes Wasser |
| 100 g | laktosefreier Quark (s. S. 178) |

## Zubereitung

- Das Eigelb vom Eiweiß trennen. Die Ananas raspeln. Eigelb, Ananas, Zitronensaft, Zitronenschale, Honig und Salz sorgfältig vermengen. Die Mischung in einem Topf mit Dämpfeinsatz oder im Wasserbad erhitzen und dickflüssig werden lassen.
- Die Gelatine im kalten Wasser einweichen. Dann in die heiße Mischung geben und alles gut verrühren, bis die Gelatine vollständig aufgelöst ist. Das Ganze vom Herd nehmen und mit dem Quark vermischen.
- Die Käsemischung kühl stellen, bis sie fest zu werden beginnt. Das Eiweiß steif schlagen und unterheben. Das Dessert auf Dessertschalen verteilen und kühl stellen.

# Honig-Nuss-Kräcker

## Zutaten

| | |
|---|---|
| 100 g | Nüsse (Mandeln, Pekannüsse oder Walnüsse) |
| 4 EL | Butter |
| 125 ml | flüssiger Honig |
| 100 g | Rosinen |
| 40 g | Kokosflocken (ungesüßt) |
| 1/2 TL | Salz |

## Zubereitung

- Die Nüsse grob hacken. Die Butter und den Honig unter ständigem Rühren bei geringer Hitze zerlassen. Vom Herd nehmen und gut mit Rosinen, Kokosflocken und Salz vermischen.
- Die Mischung in einer Auflaufform (20 x 20 cm) verteilen und ca. 25 Minuten bei 180 °C im Backofen knusprig backen. Abkühlen lassen und in mundgerechte Stücke schneiden.

# Kürbiskuchen

## Zutaten

| | |
|---|---|
| *500 ml* | *Kürbis (z. B. Acorn, Butternutkürbis)* |
| *3* | *Eier* |
| *250 g* | *laktosefreier Quark (s. S. 178) oder selbst gemachter Joghurt (s. S. 171)* |
| *125 ml* | *flüssiger Honig* |
| *2 TL* | *Zimt* |
| *1 TL* | *Muskatnuss* |
| *1/2 TL* | *gemahlene Gewürznelken* |

## Zubereitung

- Den Kürbis schälen, die Kerne entfernen und das Fruchtfleisch in etwas Wasser weich kochen. Die Eier schlagen. Den Kürbis im Mixer oder in der Küchenmaschine gut mit Eiern, Quark oder Joghurt und Honig vermischen. Nach Belieben die Gewürze hinzufügen.
- Die Mischung in eine Kuchenform geben und im Backofen bei 190 °C backen. Eine Garprobe mit dem Messer machen. Bleibt das Messer nach dem Einstechen sauber, kann der Kürbiskuchen aus dem Ofen geholt werden.
- Der Kuchen kann heiß oder kalt serviert werden.

### Tipp

- *Als Tortenboden kann hier das Rezept von Mandel-Honig-Crisps (s. S. 135) verwendet werden.*
  *Der Kürbiskuchen kann aber auch ohne Boden als Eierspeise oder Pudding serviert werden.*

# Kokosbällchen

## Zutaten

| | |
|---|---|
| 50 g | *Nüsse* |
| 250 ml | *flüssiger Honig* |
| 40 g | *Kokosflocken (ungesüßt)* |
| | *Butter* |

## Zubereitung

- Die Nüsse fein hacken. Zwei Drittel der Nüsse mit dem Honig und den Kokosflocken vermischen. Etwas Butter auf die Handinnenflächen geben und kleine Bällchen aus dem Teig formen. Die Teigbällchen in den restlichen Nüssen wenden und servieren.

# Kandierte Nüsse

## Zutaten

| | |
|---|---|
| 450 g | *Nüsse (Mandeln, Walnüsse, Pekannüsse oder Haselnüsse)* |
| 2 | *Eiweiß* |
| 1 | *Prise Salz* |
| 125 ml | *flüssiger Honig* |
| 1 | *Prise Zimt* |
| 60 g | *Butter* |

## Zubereitung

- Die Nüsse in eine große flache Auflaufform geben und ca. 10 Minuten bei 150 °C im Backofen backen. Danach abkühlen lassen. Das Eiweiß salzen und steif schlagen. Nach und nach den Honig hinzufügen und alles gut vermischen. Die Nüsse und den Zimt unterheben.
- Die Butter zerlassen und in die Auflaufform geben. Die Eiweiß-Nuss-Mischung in der Form verteilen. Das Ganze ca. 30 Minuten bei 150 °C im Backofen backen. Alle 10 Minuten wenden, bis die Butter aufgesogen ist. Abkühlen lassen.
- In mundgerechte Stücke brechen oder schneiden und in einem verschließbaren Behälter aufbewahren.

*(Rezept von Judy Newman)*

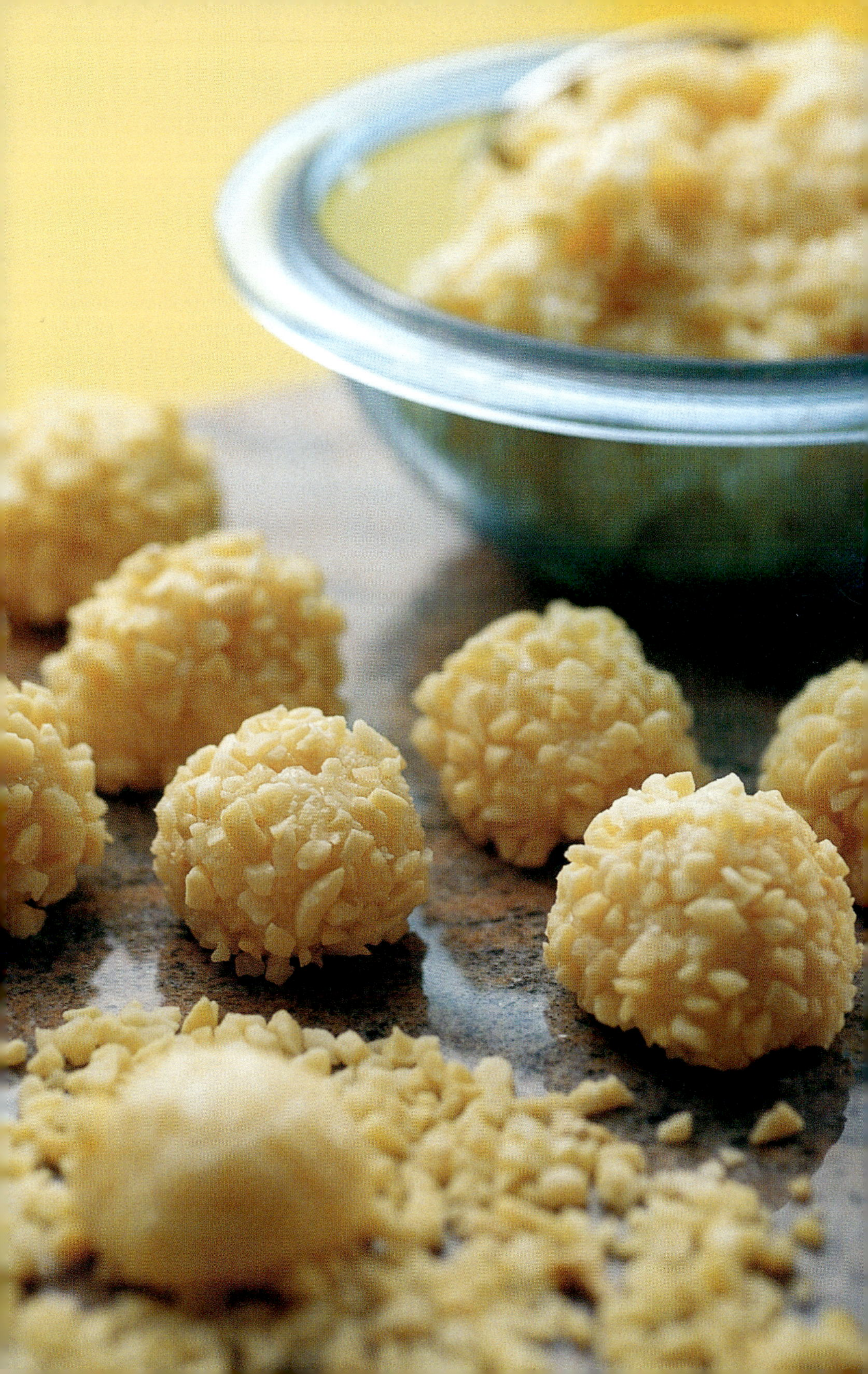

# Vanilleklümpchen

## Zutaten

*125 ml Wasser*
*450 ml flüssiger Honig*
*1 TL Essig*
*1 TL Vanillepulver (ungesüßt)*
*2 EL Butter*
*Nüsse (nach Belieben)*

## Zubereitung

- Das Wasser mit dem Honig und dem Essig in einem großen Topf verrühren und das Ganze leicht köcheln lassen. Einen Tropfen der Honig-Essig-Mischung in kaltes Wasser fallen lassen. Bildet sich ein Klümpchen, die Mischung vom Herd nehmen. Das Vanillepulver und die Butter hinzufügen. Die Nüsse nach Belieben mahlen oder hacken und untermischen. Alles gründlich vermengen.
- Die Mischung in einen flachen Behälter füllen und abkühlen lassen. Dann im Gefrierschrank einfrieren. Vor dem Servieren in mundgerechte Stücke brechen. Im Gefrierschrank aufbewahren.

### Tipp

- *Mit diesem Rezept können auch Nussblöcke zubereitet werden. Verwenden Sie dazu statt der gemahlenen oder gehackten Nüsse 80–160 g Walnuss- oder Pekannusshälften. Sobald die Honigmischung vom Herd genommen werden kann, Butter, Vanille und Nüsse untermischen. Das Ganze abkühlen lassen und auf zweilagiges Wachspapier geben. In Blöcke rollen und kühl stellen. Nach Bedarf in Scheiben schneiden.*

# Beckys Toffee

## Zutaten

- *125 ml Wasser*
- *500 ml flüssiger Honig*
- *1 TL Essig*
- *1 EL Vanille (ungesüßt)*
- *1 EL Natron*

## Zubereitung

- Das Wasser mit dem Honig und dem Essig in einem großen Topf verrühren und alles leicht köcheln lassen. Einen Tropfen der Mischung in kaltes Wasser fallen lassen; bildet er ein festes Klümpchen, das Ganze vom Herd nehmen. Das Vanillepulver und das Natron dazugeben.
- Die Toffeemischung schaumig rühren. Sobald der Schaum zurückgeht, die Mischung in eine gefettete flache Auflaufform geben und abkühlen lassen. Vor dem Servieren in mundgerechte Stücke schneiden.

# Lollipops

## Zutaten

- *125 ml Wasser*
- *500 ml flüssiger Honig*
- *1 TL Essig*
- *1 TL Vanillepulver (ungesüßt)*
- *Lollistäbchen*

## Zubereitung

- Das Wasser mit dem Honig und dem Essig in einem großen Topf verrühren und alles leicht köcheln lassen. Einen Tropfen der Mischung in kaltes Wasser fallen lassen; bildet er ein festes Klümpchen, das Ganze vom Herd nehmen. Das Vanillepulver unterrühren.
- Die Lollistäbchen im Abstand von 10 cm auf ein mit Backpapier ausgelegtes Backblech legen. Jeweils 2 TL der heißen Mischung auf ein Stäbchenende geben.
- Die Lollipops an einem kühlen Ort hart werden lassen und einzeln verpacken.

*(Rezept von Becky Smith)*

### Tipp

- *Die Geschmacksrichtung der Lollipops kann variiert werden, z. B. durch Hinzufügen von Anis oder Zimt.*

# Marmelade

## Zutaten

| | |
|---|---|
| | *Obst (z. B. Erdbeeren, Himbeeren, Pfirsiche, Aprikosen, schwarze Johannisbeeren, Pflaumen oder eine Kombination mehrerer Obstsorten)* |
| | *flüssiger Honig (125 ml auf 1 l Obst)* |

## Zubereitung

- Das Obst waschen, ggf. schälen, die Kerne entfernen und das Fruchtfleisch würfeln. In einen Topf geben. Gerade so viel Wasser hinzufügen, dass das Obst beim Garen nicht ansetzt. Das Ganze gut vermengen und unter gelegentlichem Umrühren 1–1 1/2 Stunden köcheln lassen.
- Sobald die Marmelade dicker zu werden beginnt, häufiger rühren, um ein Ansetzen zu vermeiden. Die Marmelade vom Herd nehmen, wenn sie eingedickt ist und sich am Rand eines eingetauchten Löffels Tropfen bilden. In verschließbare Gläser abfüllen.

### Tipp

- *Die Marmelade kann in kleinen Plastikbehältern eingefroren und bei Bedarf aufgetaut werden.*

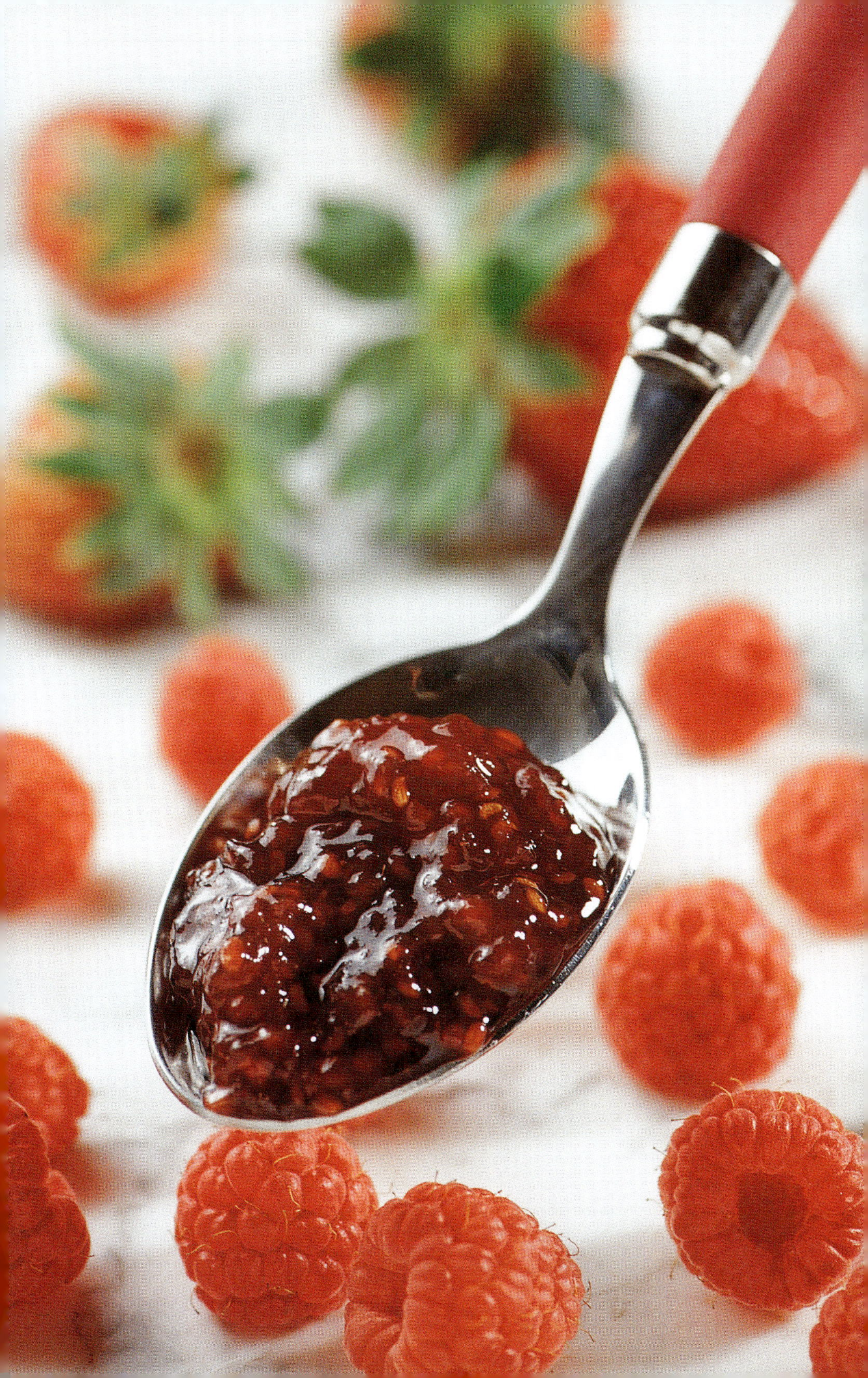

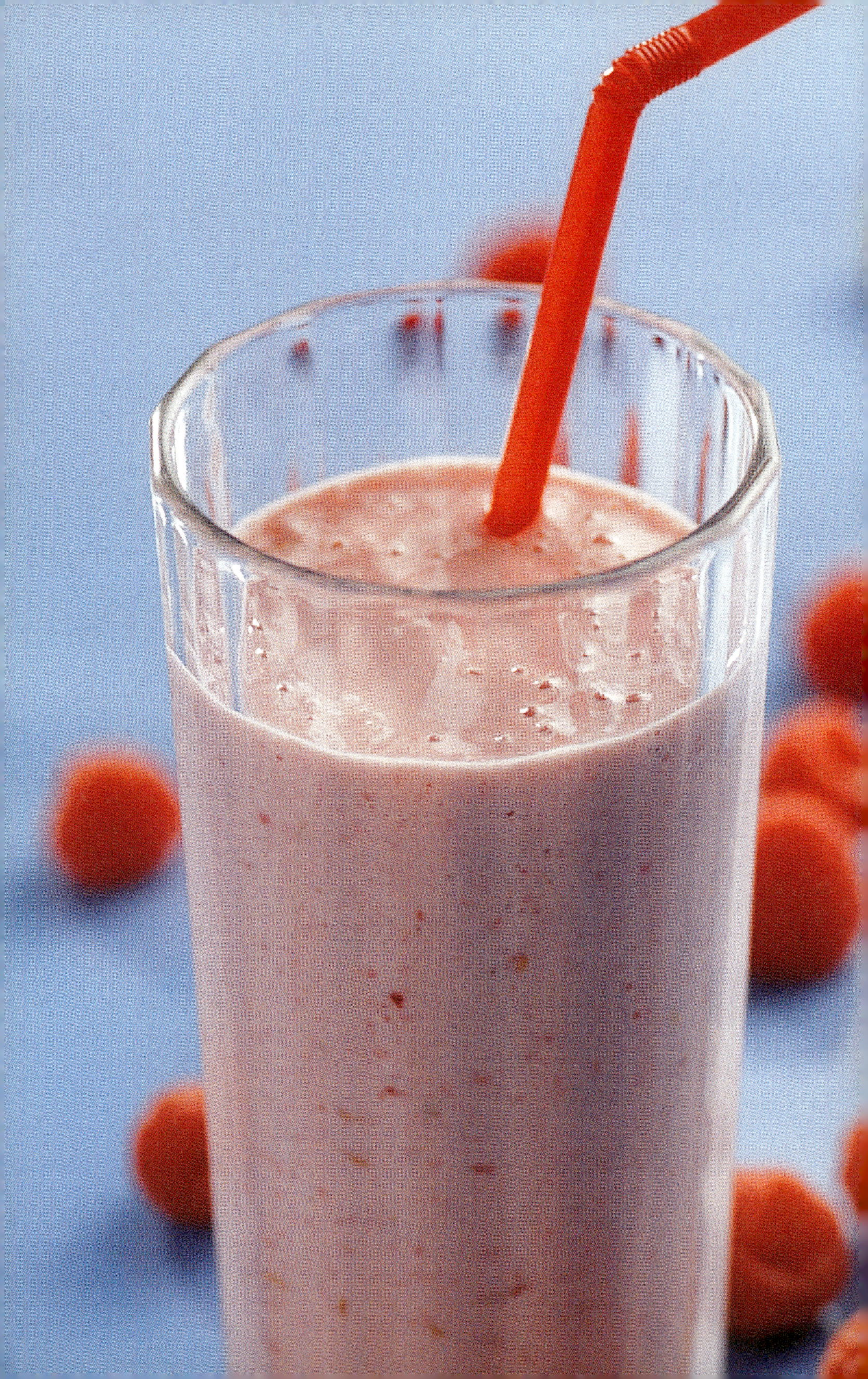

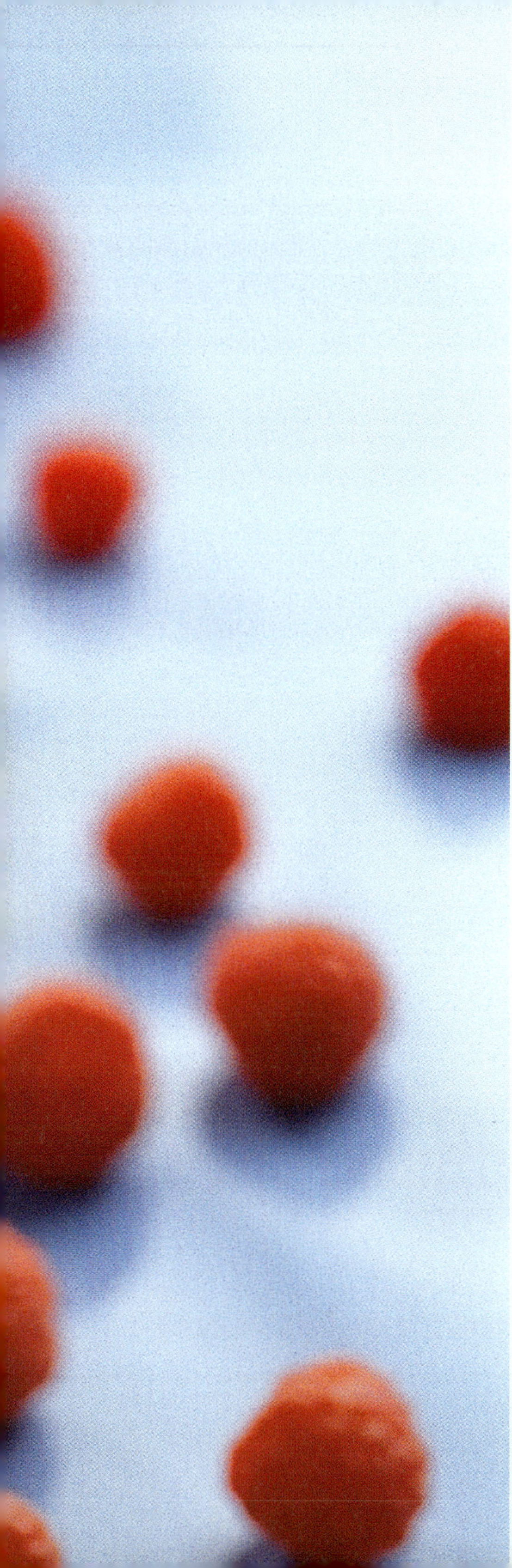

# Getränke

# Milkshake

## Zutaten

| | |
|---|---|
| *125 ml* | *selbst gemachter Joghurt (s. S. 171)* |
| *250 g* | *Obst (frisch oder gefroren; z. B. Erdbeeren, Himbeeren, Pfirsiche, Heidelbeeren oder Bananen)* |
| | *flüssiger Honig oder Saccharin* |

## Zubereitung

- Das frische Obst waschen, ggf. schälen, die Kerne entfernen und das Fruchtfleisch würfeln. Erst den Joghurt, dann das Obst in den Mixer geben. Wird frisches Obst verwendet, einige Eiswürfel hinzufügen. Das Ganze nach Geschmack mit Honig oder Saccharin süßen und cremig schlagen.

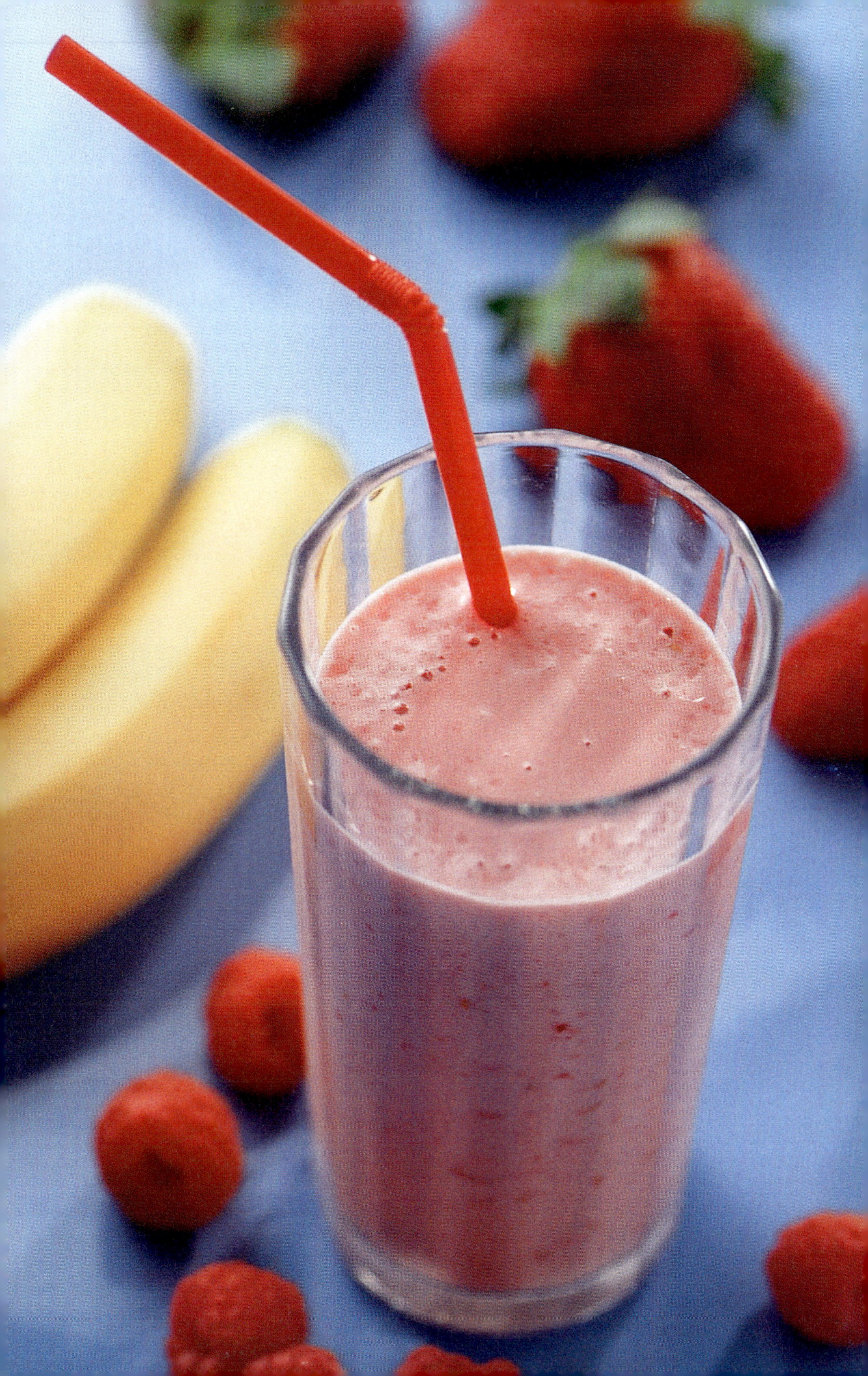

# Fruchtsaftschorle

## Zutaten

*Fruchtsaft (ungesüßt; z. B. Apfel-, Orangen-, Grapefruit-, Ananas- oder Traubensaft)*

*Mineralwasser*

*Eiswürfel*

## Zubereitung

- Den Fruchtsaft und das Mineralwasser zu gleichen Teilen in ein Glas geben. Eiswürfel hinzufügen und das erfrischende Getränk sofort servieren.

# Piña Colada

## Zutaten

*Ananassaft (ungesüßt)*

*Eiswürfel (5 Eiswürfel auf 500 ml Saft)*

## Zubereitung

- Den Ananassaft und die Eiswürfel in einen Mixer geben und das Ganze ca. 45 Sekunden schaumig rühren. Sofort servieren.

### Tipp

- *Wenn Sie Sorbet bevorzugen, nehmen Sie für dieselbe Menge Saft 10 Eiswürfel.*

# Punsch

## Zutaten

| | |
|---|---|
| *125 ml* | *Ananassaft (ungesüßt)* |
| *125 ml* | *Orangensaft (ungesüßt)* |
| | *Beeren oder andere Früchte* |
| | *Eiswürfel* |

## Zubereitung

- Das Obst waschen, ggf. schälen, die Kerne entfernen und das Fruchtfleisch würfeln. Den Ananas- und Orangensaft vermischen und das Obst hinzufügen. Vor dem Servieren Eiswürfel in den Punsch geben.

### Tipp

- *Halten sie immer eine Schüssel Punsch bereit, besonders bei warmem Wetter. So kommen Sie nicht in die Versuchung, unerlaubte Getränke, wie z. B. Cola oder Fanta, zu trinken.*

# Milchprodukte und Babynahrung

## Joghurt

Joghurt gehört zu den ältesten uns bekannten Lebensmitteln. Überall dort, wo Kühe, Ziegen, Schafe oder Kamele gemolken wurden, aßen die Menschen joghurtähnliche Erzeugnisse. Kefir oder Dickmilch unterscheiden sich vom Joghurt nur durch die Art der Starterkulturen, mit denen die Milch bei ihrer Herstellung beimpft wird.

Wird Milch in einer warmen Umgebung aufbewahrt, vermehren sich in ihr bestimmte Mikroorganismen (Bakterien und Hefen). Diese Mikroorganismen, für die der Milchzucker (Laktose) als Energiequelle dient, verleihen der Milch einen oft unangenehmen bitteren Geschmack und eine dickflüssige Konsistenz. Bei der Herstellung von Joghurt wird dieser Prozess kontrolliert, indem nur die Bakteriensorte verwendet wird, die den etwas säuerlichen, wohl schmeckenden Joghurt produziert, den wir kennen.

Für die Herstellung von Joghurt eignet sich Milchpulver, Vollmilch oder fettarme Milch. Milchpulver sollte nur in der Menge verwendet werden, mit der man normale Vollmilch produziert. Mischen Sie Vollmilch kein zusätzliches Milchpulver bei, da die Entstehung eines »echten« Joghurts damit beeinträchtigt würde; außerdem wäre ein mit Milchpulverzusatz versehener Joghurt für Patienten auf Spezifischer Kohlenhydratdiät eher ungesund.

Mit Vollmilch erhalten Sie einen sehr schmackhaften Joghurt. Im Rahmen einer fettarmen Ernährung kann fettarme Milch verwendet werden, wobei jedoch berücksichtigt werden sollte, dass diese beim Erhitzen schneller anbrennt.

# Anleitung zur Herstellung von Joghurt

- 1 l Milch bis zum Siedepunkt erhitzen, um Fremdkeime abzutöten. Die Milch vom Herd nehmen und zugedeckt auf Zimmertemperatur abkühlen lassen. Das Abkühlen ist wichtig, da Joghurtbakterien bei zu hohen Temperaturen absterben.
- 120 ml Milch abschöpfen und mit 60 ml im Handel erhältlichem Joghurt verrühren. Hierfür muss ein Naturjoghurt verwendet werden, der lebende Joghurtkulturen (keine Bifidus-Kulturen) enthält. Sollte kein geeigneter Joghurt erhältlich sein, müssen Sie auf Bakterienkulturen als Fermentpulver (aus dem Naturkostladen oder Reformhaus) zurückgreifen.
- Die mit Joghurtkulturen beimpfte Milch gut mit der restlichen Milch verrühren. Die Mischung in den Joghurtbereiter füllen und mindestens 24 Stunden fermentieren. Die Temperatur des Joghurtbereiters ist automatisch auf 36 °C eingestellt. Unter keinen Umständen sollte der Joghurt weniger als 24 Stunden fermentiert werden; nur so können Sie sichergehen, dass die Laktose von den Bakterien vollständig abgebaut wurde. Ein längeres Fermentieren schadet dem Joghurt nicht.
- Danach den Joghurt aus dem Joghurtbereiter nehmen und kühl stellen.

### Anmerkung

- *Zur Joghurtherstellung kann jeder im Handel erhältliche strombetriebene Joghurtbereiter benutzt werden. Ein Thermos-Joghurtbereiter ist nicht geeignet, da er die Temperatur nicht lange genug halten kann.*
- *Selbst gemachter Joghurt kann nicht zur Herstellung eines neuen Joghurts verwendet werden. Durch das lange Fermentieren und die Aufbewahrung im Kühlschrank enthält der Joghurt nicht mehr genügend lebende Joghurtkulturen; so könnte ein neuer Joghurt nicht ausreichend beimpft werden.*
- *Obwohl selbst gemachter Joghurt etwas flüssiger ist als der handelsübliche, ist es ein »echter« Joghurt, da praktisch die gesamte Laktose von den Joghurtkulturen abgebaut wurde und somit nicht mehr von den Darmzellen verdaut werden muss.*

# Frischkäse

## Zutaten

| | |
|---|---|
| | *gekühlter Joghurt* |
| | *flüssiger Honig (nach Belieben)* |

## Zubereitung

- Ein Sieb mit einem sauberen Baumwolltuch auslegen und in eine Schüssel stellen. Den Joghurt auf das Tuch geben und 6–8 Stunden abtropfen lassen. Der Joghurt muss dabei nicht kühl gestellt werden.
- Das Tuch vorsichtig aus dem Sieb nehmen und auf einen glatten Untergrund legen. Den Frischkäse vom Tuch kratzen, nach Geschmack mit Honig süßen und kühl stellen.

# Saure Sahne

## Zutaten

| | |
|---|---|
| *500 g* | *süße Sahne* |
| *125 ml* | *im Handel erhältlicher Naturjoghurt mit lebenden Bakterienkulturen (s. S. 170)* |

## Zubereitung

- Die Sahne unter ständigem Rühren zum Kochen bringen. Abkühlen lassen und gut mit dem Naturjoghurt verrühren. Die Mischung in den Joghurtbereiter füllen und mindestens 24–48 Stunden fermentieren. Die fertige saure Sahne kühl aufbewahren.

### Tipp

- *Die saure Sahne lässt sich gut zum Garnieren von Desserts verwenden.*

## Laktosefreie Milch

Im Handel erhältliche laktosefreie Milch ist im Rahmen der Speziellen Kohlenhydratdiät nicht erlaubt, da laktosefreie Milch anstelle der Laktose große Mengen des Schleimzuckers Galaktose enthält. Galaktose ist zwar ein Einfachzucker, dennoch besteht die Möglichkeit, dass durch höhere Dosen die Leber geschädigt wird. Auch sind die Auswirkungen großer Mengen Galaktose auf Darmkrankheiten noch nicht erforscht. Für einen Patienten, der gute Fortschritte mit der Speziellen Kohlenhydratdiät macht und bereits eine Zeit lang symptomfrei ist, sind kleine Mengen laktosefreier Milch als Zugabe in Kaffee oder Tee erlaubt.

Für die Joghurtherstellung ist laktosefreie Milch nicht geeignet, eben weil sie keine Laktose enthält. Während des Fermentationsprozesses nutzen die Milchsäurebakterien nämlich die Laktose als Brennstoff und wandeln sie in Einfachzucker um. Ohne Laktose können sie deshalb aus der Milch keinen Joghurt machen.

## Babynahrung (frei von Disacchariden)

Diese Babynahrung kann – mit dem Einverständnis Ihres Arztes – übergangsweise gegeben werden, wenn eine akute Verstopfung oder Durchfall besteht. Danach sollte der Säugling eine vom Arzt verschriebene ausgewogene Flaschennahrung erhalten, die keine Disaccharide enthält.

Einige der handelsüblichen Babynahrungen, die bei Durchfall empfohlen werden, enthalten eine große Menge Maissirup (einschließlich Maltose und Isomaltose). Folglich gesunden einige Babys mit starkem Durchfall bei dieser Nahrung nicht (Fisher 1981). Überprüfen Sie vor dem Kauf einer neuen Nahrungssorte, ob diese frei von Disacchariden ist.

500 ml der unten beschriebenen Flaschennahrung enthalten ca. 90 mg Kalzium, 175 mg Phosphor, 72 mg Kalium, 0,40 mg Eisen, 17 g Protein, 0,3 g Fett und 2,7 g Kohlenhydrate. Babys bis zu einem Jahr benötigen 500–700 mg Kalzium pro Tag. Wenn die Flaschennahrung länger als einige Tage verwendet werden soll, ist eine zusätzliche Kalziumquelle erforderlich. Bitte halten Sie Rücksprache mit Ihrem Arzt.

**Die folgenden Zutaten werden mit Wasser auf 500 ml aufgefüllt:**

2 EL pasteurisierter Honig
3 gehäufte EL laktosefreier Quark (s. S. 178)
1 EL reines Färberdistelöl

- Den Honig mit 250 ml Wasser verrühren. Das Ganze 10 Minuten in einem Dampfkochtopf erhitzen, damit der Honig sterilisiert und alle Mikroorganismen abgetötet werden.
- Den Quark und das Öl in einen Mixer geben und beides sämig schlagen. Nach und nach den Honig unterrühren. Die Mischung mit Wasser auf 500 ml auffüllen, dann in eine Flasche geben. Das Loch im Sauger muss für diese Nahrung etwas vergrößert werden.
- Die Menge der benötigten Zutaten kann nach Bedarf verdoppelt oder verdreifacht werden. Die Flaschennahrung im Kühlschrank aufbewahren und kurz vor Gebrauch auf 37 °C erhitzen. Innerhalb von 24 Stunden verbrauchen.

**Die Flaschennahrung enthält:**

| | |
|---|---|
| Eiweiß (hauptsächlich Kasein) | 1,1% |
| Kohlenhydrate | 5% |
| Fett | 3,8% |

Die Eiweiß- und Fettanteile entsprechen annähernd denen der Muttermilch, der Anteil an Kohlenhydraten ist um zwei Prozent geringer.

Die Nahrung enthält nicht alle für Säuglinge notwendigen Vitamine und Mineralien, daher kann sie nur während eines kurzen Zeitraumes verwendet werden. Geben Sie Ihrem Kind im Handel erhältliche Babynahrung, sobald sich sein Gesundheitszustand verbessert.

# Glossar

### Darmflora
Verschiedene Bakterien, Hefen und andere mikroskopisch kleine Lebensformen im Darm.

### Darmmukosa
Die Schleimhaut im Darmtrakt, die mit dem Darminhalt in Kontakt kommt.

### Darmzotten
s. Villi

### Disaccharidase
In den Mukosazellen und im Lumen des Dünndarms nachweisbare Enzyme wie Laktase, Saccharase, Maltase und Isomaltase. Diese Enzyme spalten (verdauen) die Disaccharide Laktose, Saccharose, Maltose und Isolmaltose.

### Disaccharide
Zucker, bestehend aus zwei chemisch miteinander verbundenen Molekülen. Vor der Aufnahme in den Blutkreislauf müssen Disaccharide (Doppelzucker) aufgespalten werden.

### Enteropathie
Darmerkrankung.

### Enzyme
Von Zellen erzeugte Eiweißstoffe, die chemische Reaktionen im Körper in Gang setzen.

### Fäulnis
Chemischer Abbau von Proteinen durch Mikroorganismen während der Entwicklung von Ammoniak und anderen Verbindungen.

### Fermentation
Der von Mikroorganismen vollzogene chemische Abbau von Kohlenhydraten in verschiedene Endprodukte wie Wasserstoff und Kohlendioxid sowie in andere Erzeugnisse wie Milchsäure, Essigsäure und Alkohol.

### Fruktose
Ein Monosaccharid, das in Honig und Früchten vorkommt und außerdem zusammen mit Glukose bei der Verdauung von Saccharose freigesetzt wird.

### Galaktose
Ein Monosaccharid, das zusammen mit Glukose bei der Verdauung von Laktose freigesetzt wird.

### Glukose
Ein Monosaccharid, das in Früchten und Honig vorkommt. Außerdem wird es bei der Verdauung von Saccharose zusammen mit Fruktose, bei der Verdauung von Laktose zusammen mit Galaktose und bei der Verdauung von Maltose und Isomaltose freigesetzt. Eine Kette Glukosemoleküle bildet ein Stärkemolekül.

### Isomaltase
Ein Enzym der Mukosazellen des Dünndarms, das die Isomaltose in jeweils zwei Glukosemoleküle spaltet.

**Isomaltose**
Disaccharid, bestehend aus zwei Glukosemolekülen, die sich in ihrer Verbindung jedoch von Maltose unterscheiden. Ein Großteil der Isomaltose im Darmtrakt stammt von bereits gespaltener Stärke.

**Kohlenhydrate**
Ballaststoffe, Stärke und Zucker.

**Laktase**
Ein in den Mukosazellen des Dünndarms lokalisiertes Enzym, das die Laktose in Glukose und Galaktose spaltet.

**Laktose**
Milchzucker; ein Disaccharid, das aus der chemischen Verbindung eines Glukose- und eines Galaktosemoleküls besteht.

**Lumen**
Hohlraum des Darms (Darmlumen).

**Maltase**
Ein in den Mukosazellen des Dünndarms lokalisiertes Enzym, das die Maltose in zwei Glukosemoleküle spaltet.

**Maltose**
Disaccharid, bestehend aus zwei chemisch miteinander verbundenen Glukosemolekülen. Ein Großteil der Maltose im Darmtrakt stammt von bereits gespaltener Stärke.

**Mikrovilli**
Feine zytoplasmatische Fortsätze an der freien Darmzellenoberfläche, in denen sich normalerweise die Verdauungsenzyme befinden.

**Molekül**
Verbindung aus zwei oder mehreren Atomen. Wasser z.B. ist ein Molekül, das aus zwei Wasserstoffatomen und einem Sauerstoffatom ($H_2O$) besteht.

**Monosaccharide**
Einfachzucker (mono=eins, saccharid=Zucker) wie Glukose, Fruktose und Galaktose, die unverdaut in den Blutkreislauf aufgenommen werden.

**Mukosazellen**
Darmzellen, die mit dem Darminhalt in Kontakt kommen.

**Peristaltik**
Wellenartige fortschreitende Darmwandbewegung, die dem Transport des Darminhalts dient.

**Polysaccharide**
Ein Kohlenhydrat, bestehend aus mehr als zwei chemisch miteinander verbundenen Zuckermolekülen, wie z.B. Stärke.

**Proteine**
Einfache Eiweiße.

**Raffinierte Kohlenhydrate**
Kohlenhydrate, z.B. Maisstärke oder raffinierte Zucker, denen die meisten Ballaststoffe, Vitamine und Mineralien entzogen wurden; die Kalorien sind in der Regel noch enthalten.

**Saccharase**
Ein Enzym der Mukosazellen des Dünndarms, das Saccharose in Glukose und Fruktose spaltet.

### Saccharose
Disaccharid, bestehend aus der chemischen Verbindung eines Glukose- und eines Fruktosemoleküls; ein gewöhnlicher Rohr- oder Rübenzucker.

### Stärke
Ein als Polysaccharid in der gesamten Pflanzenwelt vorkommendes Kohlenhydrat; Getreide und Kartoffeln enthalten große Mengen Stärke. Ein Stärkemolekül wird aus einer langen Kette Glukosemoleküle gebildet.

### Toxin
Organischer Giftstoff von Bakterien.

### Verdauung
Abbau der Nahrungsstoffe in resorptionsfähige Bestandteile und deren Aufnahme in den Blutkreislauf.

### Villi
Finger- oder blattförmige Erhebungen, die normalerweise die Oberfläche des Dünndarms bilden; sie können unter verschiedenen Bedingungen abflachen.

### Vitamine
Lebensnotwendige Wirkstoffe, die in kleinen Mengen mit der Nahrung zugeführt werden. Bei unzureichender Vitaminzufuhr kommt es zu Vitaminmangelerkrankungen. Körpereigene Zellen können – bis auf wenige Ausnahmen – selbst keine Vitamine produzieren.

### Zucker
Chemische Verbindungen von unterschiedlicher Süße wie Fruktose, Glukose, Isomaltose, Laktose, Maltose und Saccharose.

# Weiterführende Hinweise

## Käse

Erlaubt sind Käsesorten, die praktisch keine Laktose enthalten. Bei der Herstellung dieser Sorten wird die Laktose durch die Zugabe von Milchsäurebakterien abgebaut. Die laktosehaltige Molke wird vom Bruch getrennt.

Eine Auswahl der erlaubten Käsesorten

### Unbeschränkt zu genießen:
Cheddar
Havarti
Emmentaler
Appenzeller
Hüttenkäse (s. S. 178)

### Gelegentlich zu genießen:
Allgäuer Bergkäse
Raclette
Asiago
Tilsiter

Blauschimmelkäse
Gorgonzola
Brie
Camembert
Edamer
Butterkäse
Esrom
Bonbel
Gouda
Limburger
Monterey Jack
Münster
Parmesan (geriebenen Parmesan nur ohne Zusatzstoffe)
Port du Salut
Roquefort
Stilton

### Nicht erlaubte Käsesorten

Hüttenkäse (laktosehaltig)
Frischkäse
Feta
Gjetost
Greyerzer
Mozzarella
Neufchatel
Mager Mysost
Prim
Ricotta
Räucherkäse
Schmelzkäse, Kochkäse oder andere Käseerzeugnisse

### Laktosefreier Quark

Laktosefreier Quark wird in mehreren Rezepten dieses Buches verwendet. Er kann leicht selbst hergestellt werden. Handelsüblicher Quark enthält einen zu hohen Anteil an Laktose und ist daher nicht geeignet. Als Ausgangsprodukt für laktosefreien Quark benötigen Sie selbst gemachten, 24 Stunden fermentierten laktosefreien Joghurt, der nach dem Rezept auf Seite 171 hergestellt wird.

Und so wird daraus laktosefreier Quark:
Ein Sieb mit einem sauberen Baumwolltuch auslegen und über eine Schüssel hängen. Den gut gekühlten Joghurt auf das Tuch geben und 6–8 Stunden abtropfen lassen. Der Joghurt muss dabei nicht kühl gestellt werden. Wird nur eine kleine Menge Quark benötigt, kann dieser Prozess auch abgekürzt werden, indem man nur eine kleine Menge Joghurt in das Tuch gibt, es an den Enden zusammendreht und die Flüssigkeit durch Wringen herauspresst. Danach den fertigen Quark aus dem Tuch lösen und kühl stellen oder direkt verwenden.

## Zucker

In sehr vielen Lebensmittelprodukten ist Zucker enthalten. Achten Sie beim Kauf von Lebensmitteln immer auf die Herstellerangaben.

Verschiedenen Lebensmitteln beigefügte Zuckermenge (Durchschnittswerte)

| | |
|---|---|
| Backwaren, Backmischungen | 11,42 % |
| Cornflakes | 26,71 % |
| Nudel- oder Reisgerichte | 1,34 % |
| Schmelzkäse | 24,56 % |
| Milcheis | 9,31 % |

| | |
|---|---|
| Dosenobst | 12,58 % |
| Fruchteis, Wassereis | 12,38 % |
| Wurstwaren | 2,87 % |
| Dosengemüse | 13,25 % |
| Fruchtsaftgetränke, Fruchtnektar | 13,25 % |
| Gewürze, Würzsoßen | 26,82 % |
| Süßigkeiten | 47,36 % |
| Marmelade, Gelee, süßer Brotaufstrich | 32,72 % |
| süße Soßen | 30,96 % |
| Kaugummi | 42,30 % |
| Kristallzucker | 97,92 % |
| Pulverkaffee | 12,60 % |
| Babynahrung: | |
| Flaschennahrung | 4,76 % |
| Getreidenahrung | 2,55 % |
| Fruchtnahrung | 12,25 % |
| Fleischnahrung | 0,44 % |
| Geflügelnahrung | 0,58 % |
| Gemüsenahrung | 2,89 % |
| Puddings | 12,09 % |
| Suppen, Fertigsuppen | 0,36 % |

## Vitaminpräparate

Im Rahmen der Diät dürfen Vitaminpräparate weder Zucker, Stärke, Weizen, Soja noch Molke enthalten. Auch Vitaminpräparate auf Hefebasis sind nicht erlaubt. Somit sind die meisten Vitamin-B-Zusammensetzungen und Bierhefe ausgeschlossen.

Oft genügt es nicht, die Packungsbeilage zu lesen, da sich hinter den aufgeführten Zusätzen verbotene Substanzen verbergen können. Der Apotheker kann über die Zusatzstoffe und Bindemittel informieren und helfen, das geeignete Vitaminpräparat zu finden.

Die Mengenangaben auf der Seite 49 dienen als Richtwerte für die benötigten Vitamine.

## Fruchtsäfte

Nach einer Richtlinie der Europäischen Union ist es Fruchtsaftherstellern erlaubt, zur Korrektur eines sauren Geschmacks bis zu 15 Gramm Zucker pro Liter hinzuzufügen, ohne dass dies auf der Verpackung angegeben werden muss. Nach deutscher Tradition enthalten deutsche Säfte jedoch in der Regel keine Korrekturzuckerzusätze. In Abgrenzung zu anderen Säften hat sich der Verband deutscher Fruchtsafthersteller daher darauf geeinigt, dies durch den freiwilligen Aufdruck »Ohne Zuckerzusatz« kenntlich zu machen. Im Rahmen der Speziellen Kohlenhydratdiät sind daher nur solche Fruchtsäfte erlaubt, die mit dem Aufdruck »Ohne Zuckerzusatz« gekennzeichnet sind. Eine Ausnahme bilden Traubensaft und Birnensaft. Bei diesen beiden Säften ist nach der besagten EU-Richtlinie generell keine Korrekturzuckerung erlaubt, sodass Trauben- und Birnensaft auch ohne den Aufdruck »Ohne Zuckerzusatz« im Rahmen der Speziellen Kohlenhydratdiät genossen werden können.

Vor Bestellungen in Restaurants sollte man sich stets die Flasche zeigen lassen.

# Literatur


Alun Jones, A., E. Workman, A.H. Freeman, R.J. Dickinson, A.J. Wilson, and J.O. Hunter. 1985. Crohn's disease: Maintenance of remission by diet. Lancet II: 177-180.

Anderson, I.H., A.S. Levine, and M.D. Levitt. 1981. Incomplete absorption of the carbohydrate in all-purpose wheat flour. New England Journal of Medicine 304:891-892.

Araya, M. and J.A. Walker-Smith. 1975. Specificity of ultrastructural changes of small intestinal epithelium in early childhood. Archives of Disease in Childhood 50:844-855.

Arbuthnott, J.P. and C.J. Smith. 1979. Bacterial adhesion in host/pathogen interactions in animals. In Adhesion of Microorganisms to Surfaces. Eds. D.C. Ellwood and J. Melling. Academic Press, London.

Arthur, A.B. 1966. Intestinal disaccharidase deficiency in children with celiac disease. Archives of Diseases in Children 41:519-524.

Baker, P.G. and A.E. Read. 1976. Oats and barley toxicity in coeliac patients. Postgraduate Medical Journal 52:264-268.

Bargen, J.A. 1924. Experimental studies on etiology of chronic ulcerative colitis. JAMA 83:332-336.

Bargen, JA., M.C. Copeland, L.A. Buie. 1931. The relation of dysentery bacilli to chronic ulcerative colitis. Practitioner 127:235-247.

Berg, N.O., A. Dahlqvist, T. Lindberg, and A. Norden. 1970. Intestinal dipeptidases and disaccharidases in celiac disease in adults. Gastroenterology 59:575-582.

Brunser, O. and M. Araya. 1984. Damage and repair of small intestinal mucosa in acute and chronic diarrhea. In Chronic Diarrhea in Children. Ed. E. Lebenthal. Nestlé Vevey/Raven Press, New York.

Burke, D.A. and A.T.R. Axon. 1987. Ulcerative colitis and Escherichia coli with adhesive properties. Journal of Clinical Pathology 40:782-786.

Cady, A.B., J.B. Rhodes, A. Littman, and R.K. Crane. 1967. Significance of lactase deficit in ulcerative colitis. Journal of Laboratory and Clinical Medicine 70:279-286.

Chalfin, D. and P.R. Holt. 1967. Lactase deficiency in ulcerative colitis, regional enteritis and viral hepatitis. American Journal of Digestive Diseases 12:81-87.

Coleman, D.L. P.H. Juergensen, M.H. Brand, and F.O. Finkelstein. 1981. Antibiotic-associated diarrhoea during administration of intraperitoneal cephalothin. Lancet 1:1004.

Creamer, B. 1966. Coeliac thoughts. Gut 7:569-571.

Crohn, B.B., L. Ginzburg, and G.D. Oppenheimer. 1932. Regional ileitis. JAMA 99:1323-1329.

Davidson, G.P. and R.R.W. Townley. 1977. Structural and functional abnormalities of the small intestine due to nutritional folic acid deficiency in infancy. Journal of Paediatrics 90:590-595.

De Dombal, F.T. 1968. Ulcerative colitis: definition, historical background, etiology, diagnosis, natural history and local complications. Postgraduate Medical Journal 44:684-692.

Delmont, J. 1983. Milk consumption and rejection throughout the world. In Milk Intolerance and Rejection. Ed. J. Delmont. Karger, Basel.

Dicke, W.K. 1950. Coeliakie, een onderzoek naar de nadelige involoed van sommige graansoorten op de lijder ann coeliakie, Thesis, Utrecht.

Diez-Gonzalez, F., T.R. Callaway, M.G. Kizoulis, and J.B. Russell. 1998. Grain feeding and dissemination of acid-resistant Escherichia coli from cattle. Science 281:1666-1668.

Donaldson, R.M., Jr. and J.D. Grybsoki. 1973. Carbohydrate intolerance. In Gastrointestinal Disease. Eds. M.H. Sleisenger and J.S. Fordtran. XV.B. Saunders Co., Philadelphia.

Dubos, R. 1962. The Unseen World. The Rockefeller Institute Press, New York.

DuPont, H.I., S.B. Formal, R.B. Hornick, M.J. Snyder, J.P. Libonati, D.G. Sheahan, E.H. LaBrec, and J.P. Kalas. 1971. Pathogenesis of Escherichia coli diarrhea. The New England Journal of Medicine 285:1-9.

Dvorak, A.M., A.B. Connell, and G. R. Dickersin. 1979. Crohn's disease: A scanning electron microscopic study. Human Pathology 10:165-177.

Feibusch, J.M. and P.R. Holt. 1982. Impaired absorptive capacity for carbohydrate in the aging human. Digestive Diseases and Sciences 27:1095-1100.

Flexner, S. and J .E. Sweet. 1906. The pathogenesis of experimental colitis and the relation of colitis in animals and man. Journal of Experimental Medicine 8:514-535.

Fournier, G., J. Orgiazzi, B. Lenoir, and M. Dechavannne. Pseudomembranous colitis probably due to rifampicin. Lancet 1:101.

Friedman, R.J., I.E. Mayer, J.T. Galambos, and T. Hersh. 1980. Oxacillin-induced pseudomembranous colitis. American Journal of Gastroenterology 72:445-447.

Gee, 5. 1888. On the celiac affliction. St. Bartholomew's Hospital Report 24:17.

George, W.L., R.D. Rolfe, V.L. Sutter, and S.M. Finegold. 1979. Diarrhea and colitis associated with antimicrobial therapy in man and animals. American Journal of Clinical Nutrition 32:251-257.

Go, V.L.W. and W.H.J. Summerskill. 1971. Digestion, maldigestion, and the gastrointestinal hormones. American Journal of Clinical Nutrition. 24: 160-167.

Gunja-Smith, Z., J.J. Marshall, C. Mercier, E.E. Smith, and W.J. Whelan. 1970. A revision of the Meyer-Bernfield model of glycogen and amylopectin. FEBS Letters 12:101-104.

Haas, S.V. and M.P. Haas. 1951. Management of Celiac Disease. J. B. Lippincott Co., Philadelphia.

Herter, C. 1908. On Infantilism from Chronic Intestinal Infection. MacMillan, New York.

Holmes, G.K.T., P.L. Stokes, T.M. Sorahan, P. Prior, J.A.H. Waterhouse, and W.T. Cooke. 1976. Coeliac disease, gluten free diet, and malignancy. Gut 17:612-619.

Hurst, A.F. 1931. Ulcerative colitis. Proceedings of the Royal Society of Medicine 24:785-803.

Johnson, W.C. 1974. Oral elemental diet. Archives of Surgery 108:32-34.

Jonas, A., P.R. Flanagan, and G.C. Forstner. 1977. Pathogenesis of mucosal injury in the blind loop syndrome. Journal of Clinical Investigation 60:1321-1330.

Jones, R.H.T. 1964. Disaccharide intolerance and mucoviscidosis. Lancet 2:120-121.

Keusch, G.T., and D.H. Present. 1976. Summary of a workshop on clindamycin colitis. Journal of Infectious Diseases 133:578-587.

King, C.E. and P.E. Toskes. 1979. Small intestine bacterial overgrowth. Gastroenterology 76:1035-1055.

King, E. and P.P. Toskes. 1979. Small intestine bacterial overgrowth. Gastroenterology 76:1035-1055.

Kirschner, B.S., M.V. DeFavaro, and W. Jensen. 1981. Lactose malabsorption in children and adolescents with inflammatory bowel disease. Gastroenterology 81:829-832.

Kopeloff, N. 1930. Man Versus Microbes. Garden City Publishing Co.,Inc., Garden City, New York.

Lebenthal, E., L. Heitlinger, P.C. Lee, K.S. Nord, C. Holdge, S.P. Brooks, and D. George. 1983. Corn syrup sugars: In vitro and in vivo digestibility and clinical tolerance in acute diarrhea of infancy. Journal of Pediatrics 103:29-34.

Lee, P.C. 1984. Transient carbohydrate malabsorption and intolerance in diarrheal diseases of infancy. In Chronic Diarrheal in Children. Ed. E. Lebenthal. Nestle, Vevey/Raven Press, New York.

Lifshitz, F. and G. Holman. 1966. Familial celiac disease with intestinal disaccharidase deficiencies. American Journal of Digestive Diseases 11:377-387.

Littman, A. and J.B. Hammond. 1965. Diarrhoea in adults caused by deficiency in intestinal disaccharidases. Gastroenterology 48:237-249.

Matthews, D.M. 1975. Intestinal absorption of peptides. Physiological Review 55:537-608.

McCarrison, R. 1922. Faulty food in relation to gastrointestinal disorders. JAMA 78:1-8.

McEvoy, A., J. Dutton, and O.F.W. James. 1983. Bacterial contamination of the small intestine is an important cause of occult malabsorption in the elderly. British Medical Journal 287:789-793.

McMichael, H.B., J. Webb, and A.M. Dawson. 1965. Lactase deficiency in adults: a cause of functional diarrhoea. Lancet 1:717:720.

Metchnikoff, E. 1908. The Prolongation of Lift. G.P. Putnam's Sons, New York.

Moog, F. 1981. The lining of the small intestine. Scientific American 245:154-176.

Moore, W.E.C. and L.V. Holdeman. 1975. Discussion of current bacteriological investigations of the relationships between intestinal flora, diet, and colon cancer. Cancer Research 35:3418-3420.

Morgan, H .D. 1907. Upon the bacteriology of the summer diarrhea of infants. British Medical Journal 2:16-19.

Necheles, H. and C. Beck. 1965. Lactobacillus and intestinal flora. Applied Therapeutics 7:463-465.

Oh, M.S., K.R. Phelps, M. Traube, J.L. Barbosa-Salvidar, C. Boxhill, and H .1. Carroll. 1979. D-Lactic acidosis in a man with the short-bowel syndrome. New England Journal of Medicine 301:249-252.

Poley, J .R. 1984. Ultrastructural topography of small bowel mucosa in chronic diarrhea in infants and children: Investigations with the scanning electron microscope. In Chronic Diarrhea in Children. Ed. E. Lebenthal. Nestle, Vevey/Raven Press, New York.

Pope, C.E. II. 1983. involvement of the esophagus by infections, systemic illnesses and physical agents. In Gastrointestinal Disease. Eds. M.H. Sleisenger and J.S. Fordtran. W. B. Saunders Co., Philadelphia.

Riley, L.W., R.S. Remis, S.D. Helgerson, et al. 1983. Hemorrhagic colitis associated with a rare Escherichia coli serotype. New England Journal of Medicine 308:681-685.

Robins-Browne, R.M. and M.M. Levine. 1981. The fate of ingested lactobacilli in the proximal small intestine. American Journal of Clinical Nutrition 34:514-519.

Rolfe, R.D. and S.M. Finegold. 1980. Inhibitory interactions between normal fecal flora and Clostridium difficile. American Journal of Clinical Nutrition 33:2539.

Rubin, C.E., L.L. Brandborg, A.L. Flick, P. Phelps, C. Parmentier, and S. van Niel. 1962. Studies of celiac sprue. III The effect of repeated wheat instillation into the proximal ileum of patients on a gluten free diet. Gastroenterology 43:621-641.

Russell, R.I. 1981. Elemental Diets. CRC Press, Florida.

Saginur, R., C.R. Hawley, and J.G. Bartlett. 1980. Colitis-associated metronidazole therapy. Journal of lnfectious Disease 141:772-774.

Salyers, A.A. 1979. Energy sources of major intestinal fermentative anaerobes. American Journal of Clinical Nutrition 32:158-163.

Sandberg, D.H., P.M. Tocci, and R.M. McKey. 1974. Decrease in sweat sodium chloride concentrations on limited diets. Pediatric Research 8:386.

Sandine, W.E., K.S. Muralidhara, P.R. Elliker, and D.C. England. 1972. Lactic acid bacteria in food and health. Journal of Milk and Food Technology 35:691-702.

Simon, G.L. and S.L. Gorbach. 1981. Intestinal flora in health and disease. In Physiology of the Gastrointestinal Tract, Vol.2. Ed. L.R. Johnson. Raven Press, New York.

Stevens, F.M., J.J. Phelan, B. McNicholl, F.R. Comerford, P.F. Fottrell, and C.F. McCarthy. 1978. Clinical demonstration of the reduction of gliadin toxicity by enzymic cleavage of side-chain substituent. In Perspectives in Coeliac Disease. Eds. B. McNicholl, C.F. McCarthy, and PF. Fottrell. University Park Press, Baltimore.

Strunk, R.C., J.L. Pinnas, T.J. John, R.C. Hansen, and J.L. Blazovich. 1978. Rice hypersensitivity associated with serum complement depression. Clinical Allergy 8:51-58.

Struthers, J.E., Jr., J.W. Singleton, and F. Kern, Jr. 1965. Intestinal lactase deficiency in ulcerative colitis and regional ileitis. Annals of Internal Medicine 63:221-228.

Taylor, A.G. 1976. Toxins and the genesis of specific lesions: Enterotoxin and exfoliatin. In Mechanisms in Bacterial Toxinology. Ed. A.W. Bernheimer. John Wiley and Sons, New York.

Thomson, G., A.H. Clark, K. Hare, and W.G.S. Spilg. 1981. Pseudomembranous colitis after treatment with metronidazole. British Medical Journal 282:864-865.

Toffier, R.B., E.G. Pingoud, and M.I. Burrell. 1978. Acute colitis related to penicillin and penicillin derivatives. Lancet 2:707-70.

Townley, R.R.W., K.T. Khaw, and H. Schwachman. 1965. Quantitative assay of disaccharidase activities of small intestinal mucosal biopsy specimens in infancy and childhood. Pediatrics 36:911-921.

Truelove, S.C. 1961. Ulcerative colitis provoked by milk. British Medical Journal 1:154-160.

Truss, C. Orian. 1983. The Missing Diagnosis, P.O. Box 26508, Birmingham, Alabama 35226.

Van Eys, J. 1977. Nutritional therapy in children with cancer. Cancer Research 37:2457-2461.

Van Soest, PJ. 1981. Some factors influencing the ecology of gut fermentation in man. In Banbury Report 7 – Gastrointestinal Cancer: Endogenous Factors. Eds. W.R. Bruce, P. Correa, M. Lipkin, S.R. Tannenbaum, and T.D. Wilkins. Cold Spring Harbor Laboratory.

Von Brandes, J.W., and H. Lorenz-Meyer. 1981. Diet excluding refined sugar: a new perspective for the treatment of Crohn's disease? A randomized controlled study. Z. Gastroenterologie 19:1-12.

Weijers, H.A. and J.H. van de Kamer. 1965. Treatment of malabsorption of carbohydrates. Modern Treatment 2:378-390.

Weiner, M. and J. van Eys. 1983. In Nicotinic Acid. Marcel Dekker, Inc. New York.

Welsh, J.D., O.M. Zschiesche, J. Anderson, and A. Walker. 1969. Intestinal disaccharidase activity in celiac sprue (gluten-sensitive enteropathy). Archives of Internal Medicine 123:33-38.

Weser, E. and M.H. Sleisenger. 1965. Lactosuria and lactase deficiency in adult celiac disease. Gastroenterology 48:571-578.

Willoughby, J.M.T. 1982. The alimentary system. In Iatrogenic Diseases, 2nd ed. Eds. P.P. D'Arcy and J.P. Griffin. Oxford University Press, New York.

Worthen, D.B. and J .R. Lorimer. 1979. Enteral Hyperalimentation with Chemically Defined Elemental Diets: A Source Bock, 2nd ed. Norwich–Eaton Pharmaceuticals, Norwich, New York.

Wright, R., and S.C. Truelove. 1965. A controlled therapeutic trial of various diets in ulcerative colitis. British Medical Journal 2:138-141.

Ziv, G.M., M.J. Paape, and A.M. Dulin. 1983. Influence of antibiotics and intramammary antibiotic products on phagocytosis of Staphylococcus aureus by bovine leukocytes. American Journal of Veterinary Research 44:385-388.

### Internetadressen:

Die Seiten des DCCV:
www.dccv.de

Informationen zu Darmerkrankungen:
www.kompetenznetz-darmerkrankungen.de

# Register